DE
L'OPÉRATION CÉSARIENNE
APRÈS LA MORT

PAR LE Dr LETENNEUR

Professeur à l'Ecole de Médecine de Nantes, Chirurgien de l'Hôtel-Dieu,
Membre correspondant de la Société de Chirurgie de Paris.

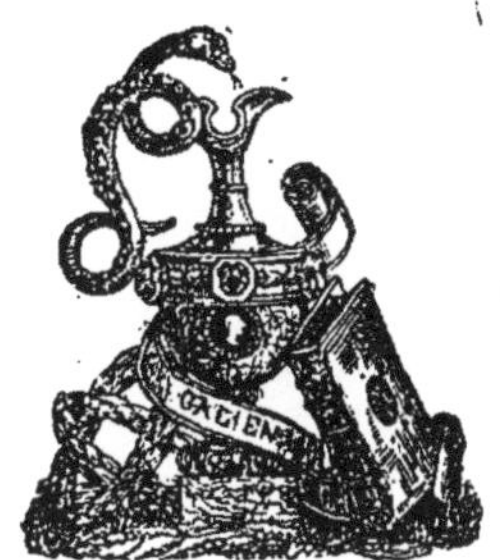

NANTES
Ve Mellinet, Imprimeur de la Section de Médecine, place du Pilori, 5.

1861

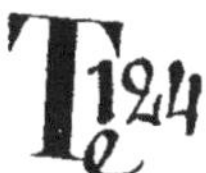

DE

L'OPÉRATION CÉSARIENNE

APRÈS LA MORT

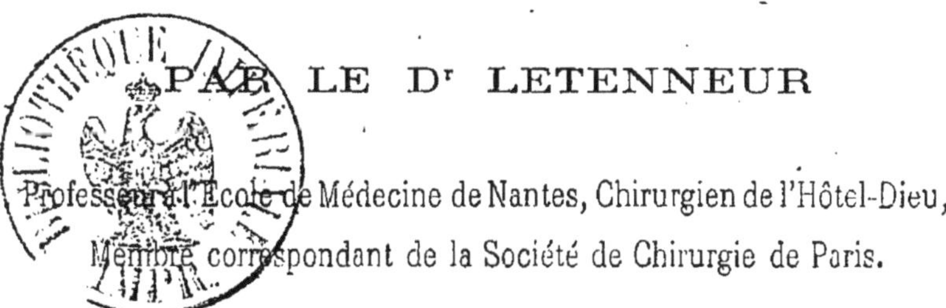

PAR LE Dr LETENNEUR

Professeur à l'École de Médecine de Nantes, Chirurgien de l'Hôtel-Dieu,
Membre correspondant de la Société de Chirurgie de Paris.

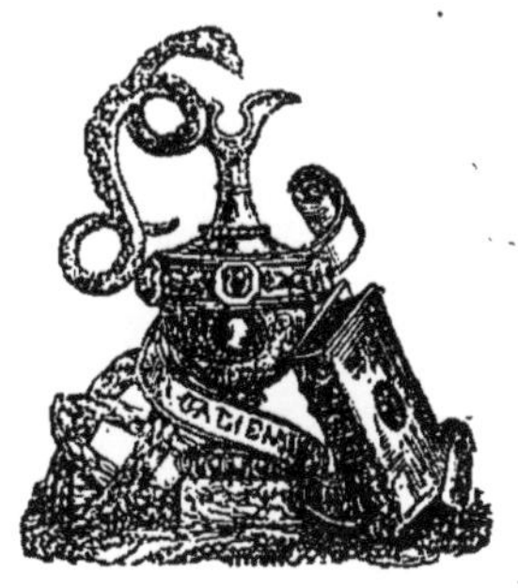

NANTES

Ve Mellinet, Imprimeur de la Section de Médecine, place du Pilori, 5.

1861

DE

L'OPÉRATION CÉSARIENNE

APRÈS LA MORT,

PAR LE DOCTEUR LETENNEUR.

Unde mors, inde vita.

Il est, dans l'histoire de la médecine, certaines questions qui, après avoir occupé et même passionné les esprits pendant un temps plus ou moins long, sont mises complètement en oubli, pour reparaître plus tard et être de nouveau soumises au creuset de l'analyse et de la discussion. Ces alternatives d'ombre et de lumière, d'indifférence et d'ardentes recherches, ont pour cause, d'une part, l'intérêt puissant qui s'attache à l'étude de ces questions, et d'autre part, le découragement auquel on s'abandonne trop facilement, parce qu'on n'a pas pu réussir à les élucider et à les résoudre d'une manière satisfaisante.

C'est ainsi que l'opération césarienne pratiquée après la mort de la mère, a, depuis l'origine de la science médicale, été tour à tour l'objet des méditations des médecins, des législateurs, des philosophes et des théologiens, et a semblé cependant,

pendant la première moitié de ce siècle, digne à peine d'être mentionnée en quelques mots dans les ouvrages classiques, comme si toutes les difficultés que soulève cette opération avaient alors perdu leur importance et leur gravité.

Tous les médecins sont d'accord sur ce point, que *lorsqu'une femme enceinte meurt dans les derniers temps de sa grossesse, on doit pratiquer la section abdominale pour chercher à sauver l'enfant.* Mais cette règle générale est loin d'être d'une application toujours facile, et trop souvent des difficultés de plus d'un genre font hésiter le médecin ou l'arrêtent dans l'accomplissement de son devoir.

Quelle est, en pareille matière, l'étendue de nos obligations envers l'enfant, les familles, la société, les lois et la religion?

Grave problème dont la solution éviterait au médecin bien des embarras et des angoisses, s'il était possible de la faire sortir de toutes les obscurités qui l'enveloppent et de la faire accepter par tous comme une loi incontestable.

M. Félix Hatin a présenté à l'Académie de Médecine, le 20 novembre 1860, un travail sur ce sujet; mais il n'envisage la question que sous quelques-unes de ses faces. Cependant, cette communication semble devoir entraîner de nouveau les esprits dans cette direction, et une très remarquable observation recueillie à l'hôpital Saint-Antoine dans le service de mon excellent ami, le docteur Boucher de la Ville-Jossy, est venu, peu après, donner un véritable intérêt d'actualité à l'étude de l'opération césarienne. (*Gaz. des hôp.,* 20 décembre 1860). Puis, M. Kergaradec a lu à l'Académie un travail sur le même sujet; M. Laforgue, professeur d'accouchement à l'Ecole de Médecine de Toulouse, a adressé à la savante compagnie une note intéressante destinée à préciser la question, surtout au point de vue de la déontologie médicale; enfin, les différents journaux de médecine l'ont examinée et l'ont discutée à leur tour et montré une fois de plus quelle divergence d'opinions existe encore parmi les médecins. L'*Union Médicale* a publié une lettre de M. Gallard, médecin des hôpitaux de Paris, à M. Bonnet de Poitiers, lettre qui révèle de généreux sentiments, qui est écrite avec une éloquence entraînante, mais qui contient des idées très contestables et sur lesquelles j'aurai occasion de revenir dans le cours de ce mémoire (1).

Avant d'aborder l'étude des difficultés que l'opération césarienne peut faire naître dans la pratique, je crois utile de jeter un coup d'œil en arrière, pour montrer toute l'importance qu'on a attachée à cette opération dans les siècles qui nous ont précédés, et témoigner ainsi contre l'indifférence et le dédain dont trop longtemps elle a été l'objet à notre époque.

Il n'est pas d'opération qui ait une plus ancienne et plus poétique origine que l'opération césarienne. On peut la faire remonter aux premiers temps des Dieux de la Fable. Il ne faut pas attacher plus d'importance qu'elles n'en méritent aux histoires merveilleuses de l'époque mythologique; aussi je ne veux pas rappeler comment Mercure retira Bacchus du sein de Sémélée; mais je ne puis passer sous silence ce qu'on raconte de la naissance d'Esculape.

La tradition adoptée par Hésiode et ensuite par Apollodore donne pour mère à Esculape, Arsinoë, l'une des filles de Leucippus. Elle mourut en lui donnant le jour; Ischys son époux était mort peu de temps après son mariage, et on dit qu'ils avaient été tués par Apollon et Diane. (*Phérécide de Leros cité par le scholiaste de Pindare, Pyth. III, Vers.* 59),

(1) Mon mémoire, écrit en 1853, était resté depuis ce temps dans mes cartons. Je l'ai lu à la Section de Médecine de la Société Académique de la Loire-Inférieure dans les séances de janvier et de février; il a été discuté dans la séance du mois de mars.

Depuis ce temps ont paru d'autres travaux importants que je n'avais pu mentionner; en particulier, celui de M. Devilliers. Enfin, la question a été traitée savamment à l'Académie de Médecine. Mon mémoire arrive donc tardivement: on y trouvera ce qui a été beaucoup mieux dit par d'autres, mais on y trouvera aussi quelques faits nouveaux qui méritent, je crois, de fixer l'attention.

Pausanias (*Lib.* 2, *cap.* 26) adopte l'opinion que la mère d'Esculape était Coronis, fille de Phlégias.

Voici maintenant la narration de Pindare, et en pareille matière l'autorité des poètes vaut bien celle des historiens :

» Apollon aimait la nymphe Coronis et s'en fit » aimer; mais elle lui devint infidèle et oublia Apol- « lon pour le berger Ischys. Le dieu fit mourir celui- » ci, et chargea Diane sa sœur de frapper Coronis de » la peste; mais lorsque le corps de Coronis fut » étendu sur le bûcher, Apollon, se souvenant du » gage précieux qu'elle portait dans son sein, accou- » rut, retira lui-même l'enfant qui allait être dévoré » par les flammes et le donna à élever au centaure » Chiron, qui lui enseigna les vertus des plantes.»

Cet enfant, fils d'Apollon, le dieu de la science, et Dieu lui-même, après avoir triomphé de la mort d'une manière merveilleuse, vint au milieu des hommes pour soulager leurs souffrances et guérir leurs maladies.

Ne dirait-on pas que la Fable s'est inspirée des traditions bibliques et a accommodé les grandes idées de la chute du genre humain et de la promesse de la régénération aux idées sensuelles, au culte de la matière, qui constituaient la religion grecque? (1)

Faut-il voir, au contraire, dans la naissance d'Esculape et dans son éducation par le centaure Chiron, une allégorie purement médicale? Le secret de la vie arraché à la mort; l'art de guérir naissant de l'ouverture d'un cadavre; cet art acquérant toute sa puissance en s'appuyant sur la connaissance des productions de la nature; en un mot, l'anatomie et l'histoire naturelle, comme fondement indispensable de la médecine, n'est-ce pas ce qu'on peut faire ressortir de la fable ingénieuse que j'ai rapportée ?

(1) Avant Jésus-Christ, Moïse, 1571 ans; Isaïe, 785 ans; Hésiode, Théogonie, 700 ans; Pindare, 500 ans; Phérécide de Leros, 456 ans; Appollodoro, *Abrégé de la Bibli. des Dieux*, 104 ans.

Ou bien enfin, la naissance d'Esculape par la section abdominale après la mort de sa mère, doit-elle être tout simplement considérée comme un fait historique ?

Le champ des hypothèses est vaste, on peut s'y égarer trop facilement pour que je cherche à m'y aventurer.

Ce que je tenais à constater avant tout, c'est que l'opération nommée depuis *césarienne* était connue et probablement pratiquée de temps en temps dans l'ancienne Grèce.

Les dieux, les croyances, les mœurs et les usages de la Grèce furent transportés peu à peu à Rome ; c'est aussi de Grèce que lui vinrent, dit-on, ses premiers médecins.

Dès les premiers temps de la ville éternelle, nous voyons apparaître l'opération césarienne ; son importance parut même si grande au premier législateur de Rome, à Numa Pompilius, qu'il la rendit obligatoire par une loi (1).

Negat lex regia mulierem, quæ prægnans mortua sit, humari, antequam partus ei excidatur ; is qui contrafecerit, spem animantis cum gravidâ peremisse videtur. (*Leg. negat., Dig. — de mortuo inferendo et sepulchro ædificando*).

Cette obligation est rappelée par plusieurs autres lois romaines (voyez : *Lex posthum, Dig. de inofficioso testamento : Lex si ego, Dig. de Publicianâ in rem actione, etc.*

Ces diverses lois n'avaient fait que consacrer un usage établi, mais qui, sans doute, tendait sans cesse à disparaître.

Plusieurs Romains illustres ont dû la vie à cet usage ou à ces lois. On cite, en particulier, un certain Cœso

(1) En attribuant cette loi à Numa, je me conforme à la tradition, sans ignorer que certains Jurisconsultes disent que cette loi n'a jamais existé ou du moins qu'on ne peut le prouver ; attendu que nous n'avons aucun fragment du recueil de la législation des premiers temps de Rome, connue sous le nom de *Jus Papyrianum*.

de la famille de Fabius, Scipion l'Africain, ainsi que le premier des Césars, et non Jules César, comme on l'a répété souvent, puisque c'est sa mère Aurélia qui prit soin de son éducation. Cette erreur vient d'une fausse interprétation donnée à un passage de Pline et dont le véritable sens a été très bien rétabli dans les notes annexées à l'article César, du grand Dictionnaire de Bayle. (Voyez d'ailleurs *Pline,* lib. 7, cap. 9. — Tacite, *de orat.,* cap. 20, et Suétone, *in-Cœs.,* cap. 26).

Enfin, à Rome comme en Grèce, l'opération césarienne a été mentionnée et chantée par les poètes. On sait qu'un des héros de Virgile, Lichas, qui fut tué par Enée, avait vu le jour par la section abdominale après la mort de sa mère.

> .... Licham ferit exsectum jam matre peremptâ
> Et tibi, Phœbe, sacrum casus evadere ferri,
> Cui licuit parvo. (*OEnœis,* lib. X.)

Quand on songe à la fréquence de l'avortement volontaire et au peu de respect qu'on avait pour la vie des enfants au milieu des dissolutions dont l'histoire du paganisme nous offre le tableau, on se demande comment l'opération césarienne a été, non seulement pratiquée de temps en temps, mais encore conseillée et rendue obligatoire par des lois.

Il y a là, entre les mœurs et les lois, une contradiction qui pourrait surprendre, si on ne savait que les lois sont moins créées pour sanctionner le bien, que pour opposer une digue aux envahissements du mal. En outre, quelque grande que soit la corruption d'un peuple, les affections de famille ne se détruisent pas complètement, et on les voit se manifester fréquemment dans des exemples remarquables. Nul doute que c'est au sentiment de la paternité qu'il faut rapporter les premières et les plus nombreuses tentatives qui ont été faites pour soustraire l'enfant à la mort qui venait de frapper la mère au moment où elle était sur le point de lui donner le jour.

Indépendamment de cette cause toute individuelle, il faut bien reconnaître un intérêt général, une pensée politique qui se révèle dans la loi de Numa. Sous les rois comme sous la république, Rome avait besoin de citoyens et de soldats, et on ne devait négliger aucun moyen d'augmenter la population. Les Romains qui sont nés par la section abdominale, et dont j'ai rapporté les noms plus haut, appartiennent à la période républicaine, époque où les mœurs avaient conservé encore une certaine austérité.

Plus tard, sous les empereurs, nous ne trouvons plus de semblables exemples, et ce n'est que lorsque le christianisme eut changé la face du monde, que les lois anciennes furent tirées de l'oubli (*Code de Justinien*), et que l'opération césarienne prit un tout autre caractère que dans l'antiquité.

Dans l'ancienne Rome, en effet, l'enfant n'était rien, n'avait aucun droit avant d'avoir été reconnu par son père et à plus forte raison avant d'être né. De la part du père, le désir d'avoir un descendant; de la part de l'Etat, le désir d'augmenter le nombre des citoyens, tel était le mobile de l'opération césarienne, qui était pratiquée dans l'intérêt des familles ou de la société, mais jamais dans l'intérêt direct de l'enfant, car alors, je le répète, l'enfant n'avait aucun droit.

Mais quand apparut la religion chrétienne, la question changea de face : les droits de l'enfant qui venait de naître comme ceux de l'enfant qui n'était pas encore né furent reconnus et proclamés, et l'avortement volontaire fut proscrit comme un crime.

L'opération césarienne reçut dès lors une application bien plus étendue que sous le paganisme; elle n'eut plus uniquement pour but de faire voir le jour à un enfant destiné à prendre sa place dans la famille et dans la société, mais aussi de procurer à l'enfant le bénéfice du baptême. Aux yeux de la religion, le baptême est même le but principal, essentiel, immédiat de l'opération césarienne. Le principe est consacré dans cet article du Rituel romain (*de baptisma parvulorum*) : « *si mater prægnans mortua fuerit,* » *fœtus quamprimum caute extrahatur, ac si vivus* » *fuerit, baptizetur.* »

Depuis l'établissement de l'ère chrétienne, l'histoire cite de loin en loin quelques hommes qui sont nés par l'opération césarienne. Il en est même qui ont illustré l'Eglise, tels sont: Saint-Lambert, Drogon, Saint-Raimond-Nonnat, etc. (Théoph. Raynaud. *Tract. de Ortu inf. per sect. ces.*)

Les travaux de Saint-Thomas tournèrent les esprits vers cette importante question, et on comprit qu'un précepte formulé en termes généraux ne pouvait suffire pour guider les prêtres et les médecins et surtout pour empêcher que les intentions de l'Eglise ne fussent oubliées.

Du XIIIe au XVIe siècle, plusieurs conciles (Cologne, 1280. Langres, 1404. Sens, 1514) prirent des décisions dans le but de faire comprendre la nécessité de l'opération césarienne, et ils encouragèrent la pratique de cette opération par tous les moyens dont ils pouvaient disposer, et en particulier les indulgences.

Au XVIe siècle, Saint-Charles Borromée, dans son instruction sur le baptême, insiste d'une manière spéciale sur le même sujet. Peut-être un exemple qu'il avait sous les yeux, eut-il une grande influence sur l'importance qu'il attacha à cette opération; un de ses illustres contemporains, Nicolas Sfrondrate, était né ainsi; c'est lui qui fut élu Pape en 1590, sous le nom de Grégoire XIV, et il est tout naturel de croire qu'il dut lui-même encourager les prêtres et les médecins à populariser une opération à laquelle il devait la vie.

C'est à cette époque que, pour la première fois, nous voyons les médecins intervenir pour formuler une règle de conduite et donner des conseils dans le but de prolonger la vie de l'enfant pendant l'intervalle qui s'écoule entre la mort de la femme et l'arrivée de l'opérateur. Par malheur, les ténèbres dans lesquelles était encore plongée la physiologie égarèrent les esprits ; des idées entièrement erronées furent acceptées comme vraies, et, chose étonnante ! on retrouve encore ces idées aujourd'hui dans les croyances populaires.

« Vivre, c'est respirer ; pour que le fœtus vive » dans le sein de la mère, il faut qu'il respire par » l'intermédiaire des organes de celle-ci ; dès lors, » quand une femme meurt étant enceinte, la vie de » l'enfant ne peut se prolonger au-delà de celle de sa » mère, que si les organes de l'enfant ne sont pas » soustraits à l'action vivifiante de l'air extérieur. » Cette théorie, qui reçut une sorte de consécration par suite des expériences de Vesale (1) sur ce qu'il appelle la respiration du fœtus, était assez accréditée au XVIe siècle pour que plusieurs Evêques aient cru devoir en faire la base de conseils relatifs à l'opération césarienne.

C'est ainsi que les Synodes de Cologne (1528) et de Cambrai (1550) recommandèrent de placer un roseau dans la bouche de la femme immédiatement après sa mort, pour permettre à l'enfant de respirer et laisser à l'opérateur le temps d'arriver. Cette précaution et d'autres mesures analogues, qui nous semblent aujourd'hui parfaitement ridicules, et qu'on trouve conseillées par Guillemau, Ch. Etienne, Schenchius et Mercatus, n'étaient que la conséquence logique des erreurs médicales qui avaient cours à cette époque. Disons pourtant que ces erreurs rencontrèrent quelques adversaires parmi lesquels nous devons citer particulièrement Ambroise Paré.

Sans nous arrêter davantage à ces détails, nous

(1) Ces expériences reprises par M. Flourens dans ces derniers temps prouvent que le sang de la mère passe à l'enfant, mais en quantité indéterminée, et que la respiration de la mère a une influence positive sur les qualités du sang que reçoit le fœtus ; mais c'est à tort qu'on dit que le fœtus respire par l'intermédiaire de sa mère.

croyons devoir montrer quelle importance les hommes les plus éminents dans la science attachaient à l'opération césarienne: c'est Fabrice de Hilden qui, appelé à se prononcer sur son utilité, s'exprime ainsi dans une lettre adressée à Michaël Doring : « Il faut » plutôt ouvrir cent corps de femmes enceintes, » quand on devrait le faire sans succès, que de » laisser périr même un seul enfant dans le sein de » sa mère. »

C'est Zacchias qui, dans ses *questions médico-légales*, insiste d'une manière toute particulière sur le même sujet, mais qui ne peut échapper aux erreurs qui régnaient encore de son temps, sur la viabilité et la non-viabilité du fœtus, aux différents mois de la grossesse.

C'est Heister (*Institutions de chirurgie*), qui démontre, par le raisonnement et de nombreux exemples, l'utilité de l'opération et qui s'indigne contre ceux qui ne la font pas: *gravides defunctas omnes aperire convenit ;* telle est la règle qu'il pose.

Mais j'ai hâte d'arriver au XVIIIe siècle. A cette époque, les esprits emportés par un besoin impérieux de tout connaître voulurent, selon l'expression d'un écrivain distingué, remonter à la source de tous les fleuves. Alors il n'est, pour ainsi dire, pas de question scientifique qui n'ait été remuée et agitée; on prit à la lettre le mot de Bacon: *instauranda scientia ex imis fundamentis*. L'opération césarienne ne pouvait rester dans l'oubli ; aussi devint-elle bientôt l'objet de l'étude et des méditations des médecins, des théologiens et des législateurs.

Dès les premières années de ce siècle apparut une dissertation de Widuogelle (*de jure embryonum* 1716), qui, en établissant les droits du fœtus, montrait la source à laquelle on doit chercher les meilleurs arguments en faveur de l'opération césarienne.

Mais l'homme qui eut peut-être le plus d'influence sur la marche des idées, au sujet de cette opération, fut Morgagni. D'abord il démontra que l'enfant peut naître viable à sept mois, contrairement à ce qui était enseigné avant lui. (*Responsum medico-legale tertium, an post septem a conceptione menses, infans possit nasci vitalis et perfectus.*)

Morgagni, dont la science ne fut surpassée que par sa piété et son ardente charité, s'affligea du nombre des enfants qui étaient sacrifiés, parce qu'on négligeait trop souvent de faire la section abdominale. Il s'écrie à ce sujet dans sa lettre 48e (*de sedibus et causis*) : *Utinam plures vivi ipsi* (fœtus) *unâ cum matre mortuâ non humarentur, aut satis tempore ex ejus cadavere eruentur!*

Honoré de l'amitié de trois Papes et surtout de celle de Benoît XIV, il obtint de ce dernier une décision qui établit d'une manière formelle l'obligation de ne jamais négliger l'opération césarienne. Cette décision du souverain Pontife devint le signal d'un grand nombre de lois, d'ordonnances et d'instructions dans les pays catholiques. Presque aussitôt, en effet (1749), le roi de Naples et des Deux-Siciles publia une pragmatique perpétuelle dont les termes rappellent à la mémoire les paroles de Tertulien : *Homicidi festinatio est prohibere nasci.*

Il est dit dans cette loi : « quiconque par artifice, violence, négligence, empêcherait ou même retarderait au détriment du fœtus l'opération dite césarienne, sera regardé comme homicide. »

J'ignore si cette loi a reçu son application dans ses conséquences pénales ; mais, ce qui est certain, c'est qu'elle rendit l'opération césarienne extrêmement fréquente en Sicile, ainsi que le prouve les faits consignés dans un ouvrage très remarquable qui parut alors, *l'embryologie sacrée* de Cangiamila, chanoine théologal de Palerme et inquisiteur provincial de Sicile.

Pour rendre plus facile l'exécution de la volonté du Prince, son premier médecin publia des instructions à l'usage des médecins et des sages-femmes.

A Venise, l'autorité institua des médecins accoucheurs spécialement chargés de pratiquer l'opération césarienne dans tous les cas où elle serait indiquée.

A Francfort (1786), à Hesse-Cassel (1787), à Lippe (de 1784 à 1788), des règlements furent publiés à ce sujet; celui de Lippe est très circonstancié; il y est dit, entre autres choses, que lorsque la femme est morte pendant le travail de l'accouchement, on doit chercher à obtenir l'enfant par les voies naturelles, et si cela est impossible, on fera l'opération césarienne avec les mêmes précautions et en suivant les mêmes règles que si la femme était vivante. En France, il n'y eut à ce sujet ni lois, ni ordonnances; mais les médecins ainsi que le clergé, éclairés par le mémoire de Simon (*Mémoires de l'Académie royale de Chirurgie*) et par l'ouvrage de Cangiamila traduit en Français par l'abbé Dinouard, veillèrent à ce que l'opération césarienne ne fût pas négligée. Peut-être des mesures de prévoyance analogues à celles que nous avons citées plus haut devaient-elles être prises dans notre pays; mais la Révolution française éclata, et on oublia pendant quelques années l'opération césarienne. Baudelocque reprit la question au point où elle était restée quelques années plus tôt, mais sa voix fut étouffée par les clameurs qui s'élevèrent autour de lui et qui étaient bien moins l'expression de l'amour de la science et de la vérité, que celle d'une rivalité jalouse (1).

L'opération césarienne fut, après Baudelocque, à peu près oubliée ou tout au moins négligée par ses successeurs dans la chaire d'accouchements de la Faculté de Paris. Desormeaux, qui succéda immédiatement à Baudelocque, ne parle de cette opération que comme appartenant à l'histoire du passé : « J'ai » encore vu cet usage en vigueur, dit-il, et j'ai » assisté plusieurs fois mon père (mort en 1798),

(1) Sacombe, Alphonse Leroy, etc.

» dans de semblables opérations, qu'il avait été requis » de pratiquer soit par l'autorité publique, soit par » les parents de la femme qui venait de succomber. » Ces opérations ont toujours été sans succès pour » la *conservation* de l'enfant, mais non sans utilité » pour notre instruction. » (Dict. en 21 vol.) Et Desormeaux conseille de pratiquer cette opération, surtout dans l'intérêt de la science.

M. le professeur Moreau insiste peu sur l'opération césarienne pratiquée après la mort de la femme; il n'admet guère les succès nombreux cités par les auteurs; tout porte à croire, dit-il, que c'est par erreur qu'on a parlé d'enfants vivants tirés du sein de leur mère plusieurs heures après la mort.

Quand la femme meurt à l'époque où l'enfant n'est pas viable, M. Moreau est d'avis qu'on ne doit faire l'opération que pour céder aux scrupules des familles qui s'en font une obligation.

Les idées de M. Moreau sont, à peu de choses près, celles de la plupart des auteurs contemporains et de l'immense majorité des médecins qui ont puisé leur instruction aux sources officielles depuis le commencement de ce siècle.

Il en résulte que les médecins, tout en reconnaissant en principe la nécessité de pratiquer l'opération césarienne toutes les fois qu'une femme meurt étant enceinte, négligent cependant de la faire, ainsi que j'ai eu occasion de l'observer, même dans des cas où elle était parfaitement indiquée. La raison sur laquelle les médecins fondent alors le plus souvent leur abstention, c'est le temps écoulé depuis le moment de la mort. Or, on comprend que ce temps peut, à la campagne surtout, où les distances sont plus longues, être quelquefois de plusieurs heures.

Nous sommes donc conduit naturellement à étudier tout d'abord la question suivante :

Existe-t-il une limite de temps bien connue après laquelle il devient inutile de chercher à sauver l'enfant? En d'autres termes : *sait-on combien de temps l'enfant encore renfermé dans l'utérus peut survivre à sa mère?*

Avant d'aborder ce premier point, il est utile de faire quelques réflexions qui se rapportent à plusieurs des questions qu'on peut soulever à l'occasion de l'opération césarienne.

Dans le siècle dernier, certains théologiens ayant particulièrement en vue la nécessité de procurer les bénéfices du baptême au plus grand nombre d'enfants possible, et manquant de connaissances suffisantes en physiologie, ont raisonné sur cette opération comme on raisonne sur des abstractions, et, tout en restant dans une logique irréprochable, sont arrivés à des conséquences inacceptables et inexécutables, et ont dépassé de beaucoup l'intention même de l'Eglise.

Il n'en fallait pas tant pour susciter une réaction de la part de certains médecins; mais ceux-ci à leur tour ne sont point restés dans la limite de la prudence et de la modération. Ils ont attaqué ce qui, chez leurs adversaires, était fort attaquable, des exagérations et de fausses interprétations; mais ils ont négligé de tenir compte de ce qui pouvait servir à la démonstration de la vérité. Ils ont rejeté comme faux, comme impossibles, des faits qui avaient été observés par des hommes instruits et de bonne foi; ils les ont niés parce qu'eux-mêmes n'avaient rien vu de semblables; comme si tous les faits qui constituent la science pouvaient se reproduire à une seule époque, dans un seul pays, sous les yeux d'un seul homme?

Or, il est arrivé aux médecins, ce qui est arrivé aux théologiens, ils se sont copiés les uns les autres; et c'est ainsi que tendent à se perpétuer des idées plus ou moins inexactes. Il y a donc une utilité réelle à remettre aujourd'hui ce sujet à l'étude.

Je reviens à la question posée plus haut, celle de la *survie* de l'enfant.

Je ne comprends qu'une seule manière d'arriver à une solution satisfaisante, c'est d'interroger les faits; ils sont si nombreux qu'il est impossible de citer tous ceux qui ont été publiés, il suffit d'en rappeler quelques-uns.

La survie de l'enfant s'est manifestée et par la naissance spontanée ou par l'accouchement artificiel après la mort de la mère, ou enfin par l'opération césarienne.

En 1567, le 14 juin, une femme quoique enceinte, fut pendue avec son mari. Deux heures après sa mort, deux enfants sortirent vivants. La *Gazette de France* du 11 mars 1765 rapporte un fait analogue.

On a parlé aussi d'enfants vivants trouvés entre les cuisses de leur mère placée déjà depuis quelques instants dans le cercueil, etc. (1).

Quelles que soient les objections qu'on peut faire à ce sujet en disant, par exemple, que la mort de la femme n'était qu'apparente, il n'en est pas moins vrai que ces faits méritent une sérieuse attention et ne doivent point être rejetés sans examen.

Pour expliquer ces faits, il faut admettre que l'utérus conserve pendant quelque temps après la mort une certaine force de contraction, et que, dans ce cas, il serait véritablement *l'ultimum moriens*. Dans l'observation recueillie dans le service de M. Boucher de la Ville-Jossy, on trouva à l'autopsie faite trente-cinq heures après la mort, la matrice contractée et notablement revenue sur elle-même ; son volume dépassait alors à peine celui d'une tête d'enfant nouveau-né, et la plaie de sa face antérieure offrait une réduction correspondante. Et cependant, lorsque l'opération césarienne avait été pratiquée, la femme était véritablement morte.

Mon honorable confrère, M. Battaille, m'a communiqué le fait suivant, qui est un exemple curieux d'accouchement *post mortem :*

« Madame X., âgée de 26 ans, était accouchée heureusement et à terme une première fois ; un an après,

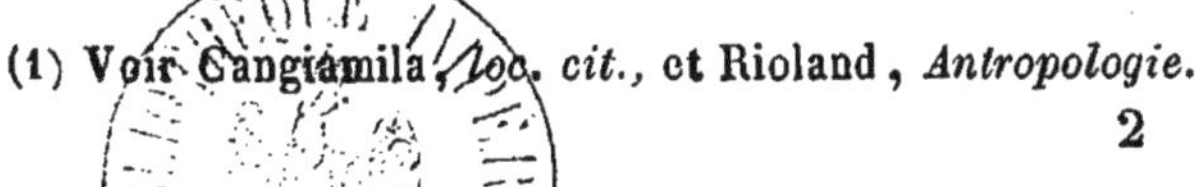

(1) Voir Cangiamila, *loc. cit.*, et Rioland, *Antropologie.*

arrivée au terme d'une deuxième grossesse, elle fut prise, vers trois heures du soir, d'une violente attaque d'éclampsie, qui débuta sans prodromes. A mon arrivée près d'elle, à peine un quart d'heure après l'invasion, elle expirait. N'ayant pas eu le temps d'être utile à la mère, je cherchai le moyen de sauver l'enfant ou au moins de le baptiser, s'il conservait encore un peu de vie; l'opération césarienne fut proposée; je préférai la version et l'exécutai à l'instant. La délibération et l'opération se firent dans 6 à 8 minutes; l'enfant reçut l'eau sur un pied et vint asphyxié. Après dix minutes de soins, qui consistèrent dans l'insufflation pulmonaire, les aspersions froides, l'application sur tout le corps de serviettes très chaudes, les frictions sur les régions épinière et précordiale avec du rhum ou des linges chauds, etc., les battements du cœur devinrent appréciables, et bientôt après la respiration s'établit d'une manière satisfaisante : l'enfant vécut jusqu'à dix heures du soir.

Voici les raisons qui me firent préférer la version à l'opération césarienne : 1° une mort aussi subite pouvait bien n'être qu'apparente; 2° l'heureuse conformation du bassin, la facile dilatation des organes à la première couche, me portèrent à penser que je pourrais facilement vaincre leur résistance, la tonicité et la contractilité les ayant abandonnés. J'espérais aussi rencontrer un commencement de dilatation que j'ai trouvé assez souvent dans des cas analogues. En effet, il y en avait une de trois centimètres environ; 3° enfin, la connaissance d'un fait publié par le docteur Echasseriau de Lyon, qui fit la version sur une femme qu'on croyait morte et qui était ensevelie depuis une heure; il sauva ainsi la mère et l'enfant. Cet accouchement eut pour avantage non seulement de donner le baptême à l'enfant, mais de conserver au père un établissement industriel important qui était toute sa fortune et dont la moitié allait lui être enlevée, puisque le mariage avait été conclu sous le régime de la communauté légale, bien que l'apport de la femme eût été nul. » Nous aurons occasion de rappeler ce fait plus loin.

Mais je dois surtout parler de la survie de l'enfant au point de vue de l'opération césarienne.

J'ai cité, dans le courant de ce travail, Saint-Raimond-Nonnat, comme étant né par la section abdominale. Bien que cette histoire, que d'autres appelleront une légende, remonte au XIIIe siècle, et que, par conséquent, elle manque peut-être de toute l'authenticité désirable, elle est cependant assez curieuse pour être racontée, même à titre de légende.

La mère de Saint-Raimond était morte d'une grave et longue maladie, et les médecins déclarèrent que l'enfant qu'elle portait avait dû mourir en même temps qu'elle, si même il n'avait pas cessé de vivre quelque temps avant sa mère. Dès lors, ils jugèrent l'opération césarienne entièrement inutile et refusèrent de la pratiquer. Le troisième jour après la mort, au moment où on allait procéder à l'inhumation, un parent survint, qui, informé du refus des médecins, ouvrit lui-même le ventre de la femme et en retira l'enfant, qui fut depuis Saint-Raimond.

Veslingius, Flajani, Cangiamila, Millot (*Supplém. à tous les traités d'accouchement*) parlent d'enfants obtenus vivants 48 heures après la mort de la mère. Enfin, on a vu des enfants sauvés par l'opération césarienne pratiquée sur le cadavre de femmes qu'on avait fait exhumer à cette intention. Ainsi naquit, dit-on, François de Civile, gentilhomme normand, qui figura au siége de Rouen. Mais arrivons à des exemples plus rapprochés de nous et dont beaucoup d'hommes de notre époque ont été ou auraient pu être les témoins.

« Tout Paris, dit Gardien, sait que la malheureuse » princesse Pauline Schwazemberg périt des suites » d'une brûlure survenue dans une fête donnée chez » l'ambassadeur d'Autriche, son beau-frère : elle était » enceinte, et l'enfant fut trouvé vivant, quoiqu'elle » n'eût été ouverte que le lendemain. »

Le docteur de Breyne (*Essai sur la Théol. mor.* considérée dans ses rapports avec la physiol. et la méd., 4me édition) raconte qu'un ecclésiastique apprenant qu'une femme venait de succomber à la fin de sa grossesse, demanda qu'on en fit l'ouverture pour sauver l'enfant. Mais les médecins crurent pouvoir affirmer que l'enfant était très certainement mort avec la mère, aussi eut-on beaucoup de peine à en trouver un qui consentit à faire une opération qu'il regardait comme inutile. 24 heures s'étaient déjà écoulées depuis le décès, et cependant l'enfant vécut quelques heures. Cet événement, ajoute l'auteur, fit beaucoup de bruit dans le pays (1).

Citons encore un fait qui a eu pour témoins des hommes dont personne ne voudra mettre en doute la véracité, puisqu'il s'agit d'une autopsie juridique. « Dernièrement, dit M. Trébuchet (*Jurisprudence* » *médicale*, 1833), un mari frappa sa femme enceinte » de plus de huit mois, et la tua. Le lendemain, les » magistrats firent procéder à l'ouverture du cadavre; » l'enfant donna, au moment de son extraction, quel- » ques signes de vie, mais le temps qui s'était écoulé » entre la mort de la mère et l'ouverture du cadavre » (vingt-quatre heures au moins) avait laissé l'enfant » s'affaiblir au point qu'il fut impossible de le conser- » ver à l'existence. »

« Ces exemples de survie sont rares, mais ils » seraient mille fois plus rares encore, et même » n'y en eût-il jamais eu qu'un seul cas, cela devrait » suffire aux yeux des médecins chrétiens pour ad- » mettre et consacrer le principe d'ouvrir toutes les » femmes enceintes, quel que soit le temps écoulé » depuis leur décès. » (Père de Breyne, *loc. cit.*)

(1) M. Kergaradec reproduit diverses observations contenues dans l'embryologie de Cangiamila et y ajoute un fait qui lui est propre : en 1807, il obtint un enfant vivant en faisant une autopsie à l'hôpital Saint-Antoine ; il cite aussi un fait très extraordinaire rapporté en 1846 dans la *Gazette de Metz*, (*Bulletin de l'Académie de Médecine*, page 235, janvier 1861).

Ces paroles du savant médecin de la Grande-Trappe sont parfaitement sages, et son opinion si bien motivée permettrait, si elle était généralement acceptée, d'éviter les fâcheuses conséquences qu'entraînent inévitablement les doctrines de quelques médecins chargés d'un enseignement public, dont les ouvrages sont entre les mains de tout le monde, et qui, par cela même, exercent autour d'eux une incontestable influence.

J'ai déjà cité M. Moreau; les idées qu'il exprime sont à peu près celles qu'on trouve dans le *Traité d'accouchement* de M. Velpeau.

Selon M. Velpeau : « une fois la mère morte, l'en-
» fant ne peut continuer de vivre au-delà de quelques
» quarts d'heure ou même de quelques minutes, en
» supposant qu'il ne soit pas mort d'avance. La
» conclusion à tirer de ces remarques, c'est qu'après
» une heure ou deux l'opération césarienne est *com-*
» *plètement* inutile chez une femme réellement
» morte. »

Et pour justifier ses doutes, M. Velpeau ajoute, après avoir raconté quelques faits extraordinaires : « Peut-
» on ajouter foi à toutes ces histoires, et surtout aux
» assertions de Cangiamila, quand on le voit affirmer
» qu'on sauva de cette manière 21 enfants dans l'es-
» pace de quatre ans à Mont-Réal, 13 à Girgenti, et
» qu'on pratiqua l'opération césarienne, en pareille
» circonstance, 20 fois à Syracuse en 18 mois. »

J'ai expliqué plus haut dans quelles circonstances avait été composé l'ouvrage de Cangiamila. La pragmatique publiée par ordre du roi des Deux-Siciles rendait obligatoire, sous les peines les plus sévères, l'opération césarienne sur toutes les femmes qui succomberaient étant enceintes. Le clergé favorisa de toute son influence l'exécution de la loi, et la relation de tous les faits fut adressée, par les médecins et les curés, à Cangiamila, que sa position officielle appelait à réunir tous les documents.

Que parmi tous ces faits, il y en ait eu quelques-uns recueillis par des hommes ignorants ou même de mauvaise foi, il n'y aurait là rien de bien étonnant, et ce n'est pas une raison pour rejeter et condamner tout l'ouvrage; avec une semblable logique, il faudrait presque mettre au feu la presse médicale tout entière.

Les communications faites par Ignace Amat, chirurgien à Mont-Réal, et par Joseph Cimin, chirurgien à Cortonne, offrent toutes les garanties désirables de véracité. N'oublions pas d'ailleurs que la plupart de ces observations présentent des détails très circonstanciés; qu'elles contiennent le nom de la femme, du médecin, du prêtre qui a donné le baptême; qu'elles ont été publiées à l'époque et dans le pays même où les faits s'étaient passés, et sous les yeux de ceux qui en avaient été les témoins.

Cependant, en face de la citation empruntée à M. Velpeau, il est impossible de ne pas partager les doutes de cet auteur, car comment admettre que dans des villes dont la population n'est pas très grande, et dans un espace de temps aussi court, il soit mort un tel nombre de femmes enceintes.

La réponse est facile; c'est que M. Velpeau a mal lu l'ouvrage qu'il critique, ou plutôt les extraits qu'il en a fait faire contiennent de grandes inexactitudes; qu'on en juge : Cangiamila dit qu'à Mont-Réal, à la suite de l'opération césarienne, 21 enfants ont reçu le baptême dans l'espace de *vingt quatre ans*, et non pas de *quatre ans*, comme dit M. Velpeau.

M. Velpeau parle de 13 *enfants* sauvés à Girgenti. Or, Cangiamila parle de *Sambuca, ville de dix mille âmes, dans le diocèse de Girgenti* où on a fait l'opération à *vingt-deux femmes* et où on a pu ainsi baptiser dix-huit enfants. Ici encore, comme on le voit, le texte a été singulièrement modifié.

Enfin, Cangiamila ne dit pas qu'on a fait l'opération vingt fois à Syracuse dans l'espace de *dix-huit mois*, mais qu'on l'a pratiquée vingt fois dans l'espace de *dix-huit ans* à Victoria, ville du diocèse de Syracuse. C'est ce qui fait dire au Père de Breyne, auquel j'emprunte cette critique, que le copiste de M. Velpeau a eu la main malheureuse, puisqu'il a fait une erreur une demi-douzaine de fois dans une demi-douzaine de lignes.

Il était donc utile de rétablir la vérité à ce sujet et de montrer que les assertions de Cangiamila méritent plus d'attention qu'on n'aurait voulu leur accorder.

On sait d'ailleurs que cet ouvrage a reçu l'approbation de l'Académie royale de chirurgie, qui n'était pas prodigue de semblables distinctions.

Non seulement, ai-je dit plus haut, M. Velpeau n'admet pas la survie de l'enfant après 48 heures et même après 24 heures, mais encore il doute qu'on puisse obtenir l'enfant vivant *deux heures* après la mort de la mère, comme dans le fait relaté par M. Sarrois (Thèse de Montpellier) (1).

Or, voici, comme conséquence d'une pareille doctrine, un fait qui s'est passé à ma connaissance dans la commune de Soullans (Vendée). Une jeune femme meurt d'une maladie aiguë au terme de sa grossesse. On se hâte d'aller, sur l'invitation du Curé, chercher un médecin à une distance de 6 kilomètres. Le médecin, homme instruit, très honorable et très dévoué, mais pénétré des idées de ses maîtres (je tiens ces détails de lui-même), calcule le temps qu'il lui faut pour se rendre et déclare que l'opération ne pouvant être faite moins de 2 heures après la mort, il était inutile d'y songer, puisque l'enfant aurait certainement

(1) M. Depaul va beaucoup plus loin : il accorde à l'enfant une demi-heure de survie ; après ce temps, il hésiterait à se déplacer pour aller faire une opération césarienne. Quel inconvénient y verrait-il ? Il ne suffit pas de nier des faits vus et observés par d'autres, il faudrait prouver, avant tout, que ces faits sont faux. Lorsque des hommes dont la science, la véracité, l'honorabilité, sont incontestables, affirment des faits qui se sont passés sous leurs yeux, pourquoi refuserait-on de les croire ? parce que d'autres hommes, également savants et honorables, contestent l'exactitude de ces faits, attendu qu'ils n'en ont pas vu de semblables ? Une négation n'a jamais été une preuve.

cessé de vivre. L'inhumation a eu lieu le lendemain, sans que le cadavre ait été ouvert. Ce médecin, qui était alors au début de sa pratique, mieux renseigné depuis, s'est bien promis d'agir autrement à l'avenir.

L'année suivante, un événement qui a eu lieu dans la même commune, est venu démontrer qu'il est possible d'obtenir un enfant vivant deux heures après la mort de la mère, et qu'il ne faut pas accepter aveuglément en pareille matière les doctrines professées par les auteurs éminents que je prends la liberté de combattre en ce moment.

Je crois utile de rapporter ici l'observation de ce fait, qui pourra paraître d'autant plus intéressant qu'il s'est passé dans notre pays. M. le Curé de Soullans a bien voulu, sur ma demande, m'adresser la lettre suivante, qui contient des détails extrêmement précis :

« Soullans, le 25 février 1853.

» Monsieur le Docteur,

» J'ai reçu avec plaisir la lettre que vous m'avez » fait l'honneur de m'adresser, et c'est avec un » plaisir plus grand encore que je vais répondre » d'une manière certaine aux différentes questions » que vous me faites sur l'opération césarienne qui a » été pratiquée dans ma paroisse.

» Le fait se passait le 10 mars 1850, à 2 heures » du soir, au Grand-Lieu, marais et commune de » Soullans, canton de Saint-Jean-de-Mont, arrondis- » sement des Sables-d'Olonne (Vendée).

» La nommée Rosalie Besseau, femme Gautier, » demeurant au lieu ci-dessus, atteinte depuis plusieurs » années d'épilepsie, tomba dans l'eau sans que per- » sonne en eut connaissance. On suppose néanmoins » qu'elle peut n'être restée submergée que dix mi- » nutes ou un quart d'heure. Quand on la retira de » l'eau, elle ne donna aucun signe de vie. On la » laissa sur le bord du fossé, les pieds dans l'eau,

» couchée sur le dos, la tête soulevée par un fagot » de roseaux, sans que personne osât détacher ses » vêtements et lui porter secours.

» Quelque promptitude que l'on ait mise à venir » me chercher, et quelque empressement que j'aie » mis moi-même à me rendre sur les lieux, il s'est » écoulé au moins deux heures depuis le moment où » le cadavre a été retiré de l'eau jusqu'au moment » de mon arrivée. Connaissant l'état de grossesse de » cette femme, qui était à terme, j'eus la bonne idée » de me faire accompagner par la sage-femme » nommée Pélagie Mericau et du médecin Derouet-» Maisonneuve (1), que je priai de me suivre muni » de tous les instruments nécessaires en pareil cas.

» En arrivant sur les lieux, on trouva le cadavre » entièrement froid. On le transporta immédiatement » à la maison, distante de quelques pas seulement. » Là, je laissai le médecin et la sage-femme examiner » le cadavre, et je me retirai, ainsi que les autres » personnes présentes, dans une chambre voisine.

» Après quelques minutes d'examen, le médecin » et la sage-femme vinrent me déclarer que la femme » était morte évidemment depuis longtemps déjà, et » que la mort de l'enfant était également évidente.

» Appuyé de l'autorité du mari que j'avais consulté » quelques instants auparavant, je répondis qu'on » ne pouvait être assuré de la mort de l'enfant, et » j'insistai énergiquement pour que l'opération fût » pratiquée.

» Le médecin et la sage-femme y consentirent et » se mirent à l'œuvre immédiatement.

» Environ dix minutes plus tard, la sage-femme » nous apporta l'enfant qui était vivant et qui vécut » encore quelques minutes après que je l'eus » baptisé.

(1) M. Derouet-Maisonneuve est qualifié à tort de médecin. Il avait seulement fait quelques études médicales à l'Ecole de Nantes; mais, dans le pays, on le croyait généralement docteur en médecine.

» La sage-femme m'a déclaré qu'elle avait trouvé » un peu de chaleur dans l'intérieur du ventre de » la mère.

» Je puis vous garantir, Monsieur le docteur, la » vérité du fait et de toutes les circonstances que » je mentionne ici. Il y avait au moins dix personnes » présentes et qui furent témoins de ce que je viens » de raconter. (Suit le nom de ces personnes.)

» Je désire vivement, Monsieur le docteur, que » ce fait puisse aider à rectifier certaines idées trop » généralement admises, et servir les intérêts de la » religion.

» Agréez, etc.

» JODET,

» *Prêtre, Curé de Soullans.* »

Les faits qui précèdent prouvent, ce me semble, d'une manière plus que suffisante, que l'enfant encore contenu dans l'utérus peut, dans certains cas, qu'on considérera, avec raison, comme exceptionnels, survivre à sa mère non seulement deux heures, mais dans quelques cas vingt-quatre et même quarante-huit heures, c'est-à-dire pendant autant de temps qu'il s'en écoule ordinairement entre la mort et l'inhumation.

On comprend, du reste, et il est presque oiseux de formuler une pareille opinion, tant elle est évidente, que les chances favorables sont en raison inverse du temps qui s'est écoulé depuis la mort de la femme, et il n'est pas de médecin qui ne puisse citer quelque succès obtenu par lui ou à sa connaissance, dans les premiers moments qui suivent la mort. On doit donc se hâter de faire l'opération, mais on ne doit jamais la négliger, lors même que la femme serait morte depuis un ou deux jours. L'hésitation ou l'abstention sont d'autant moins permises qu'il ne s'agit point ici, comme pour l'opération faite sur la femme vivante, de travailler dans l'intérêt de l'enfant en exposant plus ou moins les intérêts de la mère. Ici, s'il m'était permis d'employer cette expression, on a tout à gagner et rien à perdre.

Ajoutons, comme Desormeaux, qu'on a l'espoir d'être utile à la science.

En consultant les faits si connus et si nombreux d'opérations césariennes pratiquées après la mort de la mère, on est frappé de la proportion énorme des enfants qui ne vivent que pendant quelques minutes ou quelques heures, et du très petit nombre de ceux qu'on a le bonheur de conserver à l'existence. C'est ce qui a fait dire à Desormeaux que les opérations dont il avait été témoin avaient été inutiles pour la *conservation* de l'enfant.

Pour un grand nombre de médecins, c'est déjà un résultat immense que d'avoir procuré le baptême aux enfants, mais on doit faire en sorte d'obtenir davantage. Par conséquent, on doit rechercher s'il existe quelque moyen d'augmenter, pour l'enfant, les chances de survie, afin de conserver définitivement à l'existence quelques-uns de ceux qui, dans les conditions ordinaires, ne vivent que peu d'instants, et de faire vivre quelques instants ceux qui succombent avant l'opération. J'ai dit plus haut qu'on avait fait, dans ce but, des tentatives dès le XVIe siècle, et qu'on avait eu recours à des moyens ridicules fondés sur la croyance que l'enfant respirait dans le sein de sa mère.

Il est inutile de réfuter aujourd'hui une pareille erreur. On sait que l'enfant renfermé dans l'œuf est soustrait complètement à l'action de l'air, et s'il paraît démontré qu'un travail d'hématose s'opère dans le placenta, il est impossible d'assimiler cette fonction à l'acte respiratoire proprement dit.

Le fœtus se développe au milieu des parties qui constituent l'œuf humain en vertu d'une force vitale qui lui est propre; il jouit dès le commencement d'une vie indépendante. Chez lui, la circulation du sang, la nutrition, les sécrétions, les mouvements, sont tout à fait distincts des mêmes fonctions analogues chez la mère. Pendant la vie intra-utérine (je devrais dire intra-abdominale, puisque l'œuf humain se développe quelquefois hors de l'utérus), les rapports du fœtus avec la mère sont analogues à ceux qui existent après la naissance entre l'enfant et le monde extérieur, dans lequel celui-ci puise les matériaux propres à entretenir la vie. (Ollivier, *Dict. en 30 vol.*)

Mais par quelle voie, par quel mécanisme ces matériaux passent-ils de la mère au fœtus ? L'anatomie et la physiologie n'ont pas encore réussi à dévoiler d'une manière satisfaisante et complète ces mystérieux phénomènes, et sur ce point comme sur tant d'autres, nous sommes obligés de confesser notre ignorance.

Les dernières expériences de M. Flourens sont loin de résoudre ce difficile problème. Savons-nous d'ailleurs comment l'oiseau contenu dans l'œuf se développe sans puiser dans la substance de sa mère les éléments de son accroissement ?

Ce qu'il y a de certain, c'est qu'il n'y a pas de dépendance absolue entre la vie de la mère et la vie du fœtus. C'est pourquoi la mort de la mère n'entraîne pas nécessairement et immédiatement la mort du fœtus.

Il y a longtemps du reste que l'expérience et l'observation ont dissipé tous les doutes à cet égard. Harvey (*exercit. de generat. animal,* 1651) a constaté qu'un fœtus qui naît entouré des membranes de l'œuf peut y rester enfermé plusieurs heures sans perdre la vie.

Schurig (*Embryologie,* 1732) éventra une chienne, vers la fin de sa portée et vit les petits à travers les membranes remuer pendant une demi heure.

Wrisberg (1787) cite trois observations d'enfants qui naquirent renfermés dans les membranes et qui respirèrent très bien quand on ouvrit celle-ci après 7 ou 9 minutes. Bohn a été témoin de faits analogues.

Enfin, Legallois et M. Flourens ont rapporté de semblables observations.

M. le docteur Vignard a été témoin d'un fait de ce genre, et il a bien voulu nous en donner la relation.

« Au mois de mai de l'année 1853, dit M. Vignard, étant interne à l'Hôtel-Dieu de Nantes, je fus appelé vers les 9 heures du soir, auprès d'une femme couchée dans la salle 12 *bis*.

Cette malade, au 15e jour d'une fièvre typhoïde et grosse de cinq mois environ, venait d'expulser, après quelques douleurs, un œuf complet. Cet œuf, parfaitement intact et encore chaud, fut enveloppé avec soin dans des linges et placé sur la pierre de l'évier de la salle.

Je restai un quart d'heure auprès de l'accouchée; au bout de ce temps, la matrice étant ferme et bien revenue, l'écoulement sanguin modéré et l'état de la malade satisfant, je mis le paquet dans la poche de mon tablier et l'emportai avec l'intention de donner le fœtus à M. Hélie, professeur d'anatomie qui faisait des préparations d'embryologie pour les collections de l'école. Arrivé dans ma chambre, je plaçai l'œuf dans une cuvette, et quelques instants plus tard pensant qu'il se conserverait mieux jusqu'au lendemain, je remplis la cuvette d'eau froide ; alors, je fus très vivement impressionné en apercevant tout-à-coup le fœtus que je croyais mort depuis longtemps, se débattre à travers ses enveloppes ; les mouvements vifs et multipliés durèrent au moins 5 minutes.

Je pense me tenir aussi près que possible de la vérité en disant que le fœtus, enveloppé de ses membranes et par conséquent n'ayant pas respiré, remuait encore trois-quarts d'heure après avoir été complètement séparé de sa mère. »

Pour que la vie de l'enfant soit conservée un certain temps après la mort de la mère, une condition nous paraît indispensable, c'est que la chaleur du milieu dans lequel il est contenu ne soit pas entièrement éteinte.

On comprend, dès lors que, indépendamment du degré de la force vitale très variable chez chaque enfant, la saison, le climat, le genre de maladie à laquelle a succombé la mère, etc., peuvent modifier beaucoup la durée de la survie de l'enfant. Les chances favorables à l'enfant sont donc plus grandes dans les pays chauds que dans les pays froids; aussi, voyons-nous apparaître tout d'abord l'opération césarienne sous le ciel de la Grèce, et c'est l'Italie et la Sicile surtout, qui nous ont fourni le plus d'exemples. Ces chances sont plus grandes lorsque la mère a succombé à un genre de maladie à la suite de laquelle le cadavre conserve longtemps sa chaleur; elles diminuent dans le cas contraire, ou lorsque déjà la chaleur s'est éteinte avant la mort, comme on l'observe, par exemple, dans le choléra, lorsque la mort a lieu dans la période algide.

Cependant le médecin ne doit pas s'abstenir d'opérer lors même que le cadavre est entièrement froid, car il peut se faire qu'il reste encore un peu de chaleur à l'intérieur de la matrice, comme dans l'observation que j'ai rapportée plus haut. (Lettre de M. le Curé de Soullans.)

On pourrait croire que les longues maladies dans lesquelles les femmes ont été soumises à la diète et ont souffert de cruelles douleurs, doivent faire succomber avant elles les enfants qu'elles portent; mais Jean Schenckius, Horace Augenius et Fernele ont cité des cas dans lesquels des enfants vivants ont été extraits du corps de femmes mortes de faim par suite de cancers à l'estomac. L'observation de M. Boucher de la Ville-Jossy doit être rappelée ici, car la femme a succombé à une longue et douloureuse maladie.

Parmi les différentes causes de mort, il en est une qui semble plus que toute autre, devoir inévitablement causer la mort du fœtus, je veux parler de l'hémorrhagie.

La note suivante, qui m'a été remise par M. Battaille, prouve qu'il n'en est pas toujours ainsi et que la circulation du fœtus n'est que très incomplètement sous la dépendance de la circulation de la mère.

« Un boucher de mes clients égorgea à l'abattoir une brebis qui était pleine; lorsque le sang eut cessé de couler, il dépouilla l'animal, puis enfin ouvrit le ventre pour en retirer les viscères. Il trouva deux agneaux dans l'utérus : il en prit un, enleva les mucosités qui obstruaient le nez, souffla fortement dessus et fut très étonné de voir cet agneau respirer et faire des mouvements. Les soins qu'on s'empressa de lui donner eurent un plein succès. Il fut nourri au moyen d'un biberon dans la maison même et sous la surveillance de la femme du boucher.

Il s'était écoulé au moins 25 minutes entre la mort de la mère et l'extraction de l'agneau. »

Il ressort de ce que nous avons dit plus haut, qu'en entretenant artificiellement la chaleur du cadavre, on peut prolonger la vie de l'enfant. Cette idée, du reste, n'est pas nouvelle, car je la retrouve dans Morgagni : « Pendant qu'on va chercher l'opérateur, » dit-il, il faut tenir chaud le corps et particuliè- » rement le ventre de la mère, *au lieu de s'occuper* » *à lui tenir la bouche ouverte.* » (Lettre 48, livre 3). On voit que ce dernier moyen était encore populaire longtemps après la critique d'Ambroise Paré.

Morgagni cite à ce sujet l'observation faite sur une dame de Silésie, qui était morte depuis plus de quatre heures quand le chirurgien arriva pour faire l'opération. Pendant qu'on était allé le chercher, on avait entretenu la chaleur du ventre du cadavre au moyen d'applications chaudes et aromatiques, et bien que les mouvements du fœtus ne fussent pas sensibles, on le retira vivant. (Ephémérides des C. de la N. cent. 3. obs. 57.) Théophile Raynaud donne le même conseil (*Dict. tract.*) : « *Uteri regio fovenda » erit pannis ad ignem calefactis.* »

L'influence favorable de la chaleur sur la prolongation de la vie du fœtus avait déjà été prouvée par les expériences de Stalpart le fils, qui avait conservé vivants, en les plongeant dans l'eau tiède pendant plusieurs heures, des fœtus de chiens encore enveloppés de leurs membranes. (*Exercit. de nutrit. fœt.*, § 41.)

La mesure que je conseille serait le plus souvent inutile, si on ne songeait à y avoir recours que lorsque la vie de la femme est éteinte.

En général, le froid de la mort arrive graduellement pendant l'agonie ; il faut donc avoir la précaution de commencer les applications chaudes dès l'instant où on constate le refroidissement et les employer, sans discontinuer, jusqu'au moment de l'opération.

Si les médecins, les sages-femmes, les garde-malades, étaient bien pénétrés de l'utilité de ce moyen, les résultats de l'opération césarienne seraient, sans aucun doute, plus satisfaisants qu'ils ne le sont ordinairement, et on conserverait définitivement à la vie un plus grand nombre d'enfants.

Dans les pages qui précèdent, j'ai surtout parlé de l'opération césarienne au point de vue de la viabilité du fœtus, c'est-à-dire, de cette opération pratiquée dans les derniers mois de la grossesse ; mais j'ai dit aussi que souvent on devait y avoir recours sans autre espérance que de procurer à l'enfant le bienfait du baptême.

Si vivit fœtus baptizetur, dit le Rituel romain ; le précepte est formel, il ne fait et ne peut pas faire de distinction d'âge.

Mais on comprend que le droit naturel, comme le droit positif dans les pays où existe la liberté des cultes, ne peut imposer au médecin l'obligation de prêter son ministère à un acte qui a un but exclusivement religieux. Cette opération n'ayant alors d'utilité qu'en raison de l'importance qu'on attache au baptême; elle est presque complètement abandonnée dans certains pays protestants et particulièrement en Angleterre.

En France même, on omet le plus souvent de la pratiquer. Je n'ai point à examiner ici les causes prochaines ou éloignées de cet état de choses, je voulais seulement le constater et établir quelle doit être la conduite du médecin, lorsqu'une femme enceinte meurt à une époque où l'enfant n'est pas viable.

Il est évident que nul alors ne peut contraindre le médecin à pratiquer l'opération césarienne; mais c'est là un de ces cas dans lesquels il doit, quelles que soient ses convictions religieuses, respecter celles des personnes qui ont réclamé ses soins. De même qu'un médecin catholique ne peut soulever la question du baptême dans une famille juive, de même aussi un médecin qui ne serait pas chrétien, un médecin juif, si l'on veut, ne doit pas, dans une famille chrétienne, refuser de faire l'opération si elle lui est demandée. Bien plus, il doit aller au devant de ce désir et faire connaître à la famille, si elle l'ignore, ce qu'il est possible de tenter dans l'intérêt religieux de l'enfant. Agir autrement, ce serait ne pas justifier la confiance dont on a été honoré, ce serait exposer les familles à des regrets d'autant plus pénibles qu'ils prendraient leur source dans une omission irréparable (1).

Quelle est cependant en pareille circonstance la

(1) Le côté religieux de la question doit donc être pris en grande considération au point de vue théorique comme au point de vue pratique. C'est à tort qu'on a dit, à l'Académie de Médecine, que nous n'avions point à nous occuper de la *viabilité spirituelle* des enfants. C'est là, au contraire, un de nos devoirs professionnels les plus importants et dont les familles nous savent toujours gré. Oublier ou méconnaître ce devoir, c'est amoindrir et abaisser la profession médicale.

limite du devoir du médecin ? En d'autres termes, doit-on faire l'opération pendant les premiers mois de la grossesse ?

A une époque où le diagnostic de la grossesse reposait sur des bases moins positives qu'aujourd'hui et où on se bornait pour établir ce diagnostic à des signes rationnels, on a été conduit nécessairement, dans les pays catholiques, à faire l'opération césarienne sur des femmes mortes, peu de temps après le début supposé de la gestation. C'est ce qui ressort de la lecture de l'ouvrage de Cangiamila.

Mais s'il est arrivé quelquefois de mettre au jour un embryon de quelques semaines, on a dû inévitablement ouvrir plus d'une femme qui n'était pas enceinte; signaler ce fait, c'est en faire comprendre le danger et les inconvénients.

Quoi qu'il en soit, le nombre de femmes mortes pendant leur grossesse ou au moment de leur accouchement est si considérable dans la statistique de Cangiamila, que ce serait pour nous un sujet d'étonnement ou même un motif d'incrédulité, si nous ne tenions compte des immenses progrès accomplis depuis cette époque dans la science médicale et en particulier dans l'art des accouchements. Rappelons-nous seulement quel serait aujourd'hui, sans l'application du forceps, le sort de tant de femmes, qui ne doivent leur salut qu'à ce précieux instrument dont la découverte et surtout la vulgarisation est encore si près de nous ? Mais comme le mal est souvent près du bien, c'est précisément parce que les cas où les médecins pourraient avoir occasion de pratiquer l'opération césarienne après la mort deviennent de plus en plus rares aujourd'hui, qu'il semble pour beaucoup d'esprits que c'est une question oiseuse et que, s'en occuper, ce serait commettre un anachronisme.

Il est donc bon de ne pas laisser en oubli les principes sur lesquels doit se guider le médecin même dans les cas exceptionnels. Mais, d'un autre côté, si le médecin doit s'attacher le plus possible aux principes, il doit éviter les exagérations, il doit surtout ne jamais se laisser entraîner par le raisonnement, en dehors des réalités de la pratique. C'est ce qu'on peut reprocher à certains théologiens, dont le zèle, plus ardent qu'éclairé, aurait pu compromettre la dignité de la religion, si l'Eglise elle-même ne les avait rappelés aux règles de la prudence : citons un exemple.

Jérome Florentino, qui publia en 1558 une dissertation intitulée : des *Hommes douteux* ou *du baptême des avortons,* enseigne qu'on doit, sous peine de péché mortel, baptiser le germe d'un homme, ne fût-il pas plus gros qu'un grain d'orge, pourvu qu'il ne soit pas corrompu et manifestement mort. Par la même raison, cet auteur voudrait qu'on fit la section abdominale aux femmes qui meurent n'étant enceintes que de quelques jours; mais il a oublié d'indiquer à quels signes on peut alors reconnaître la grossesse!

On ne peut voir, sans éprouver un sentiment pénible d'étonnement, l'Université de Paris donner son approbation à une semblable doctrine. Mais elle reçut un accueil moins favorable à Rome, car la congrégation de l'Index exigea de l'auteur une protestation dans laquelle il affirmât qu'il n'avait voulu que discuter ce qui lui avait paru probable et nullement établir un dogme dont le Rituel de l'Eglise ne fait pas mention. Bien plus, on ordonna à l'auteur de désavouer complètement ce qu'il avait avancé, puisqu'on le força de déclarer que sa doctrine ne s'appliquait qu'aux embryons bien formés, et qui présentent au moins les premiers traits d'une figure humaine. Or, il y a loin de là à un embryon gros comme un grain d'orge!

La question est d'ailleurs tranchée par le Rituel romain, qui reconnaît que les médecins seuls peuvent décider avec autorité si un embryon est vivant ou mort.

Cependant, il faut bien l'avouer, Cangiamila et d'autres auteurs qui ont écrit après lui semblent adopter les idées de Jérome Florentino, ou du moins ils les exposent sans les combattre.

Puisque l'Eglise, en pareille matière, s'en rapporte aux lumières de la médecine, interrogeons la science et voyons jusqu'à quel point il est possible dans la pratique de satisfaire aux prescriptions de la religion.

Il est pour le médecin une règle sûre et avec laquelle il ne peut s'égarer; c'est de ne faire l'opération que lorsqu'il a la certitude de l'existence de la grossesse. Or, cette existence se révèle par des signes physiques et rationnels qui sont trop connus pour que je les rappelle ici.

Si le médecin n'a pas pu lui-même les constater, il doit tenir compte des renseignements qu'on lui fournira à ce sujet.

En général, on ne peut pas affirmer l'existence d'une grossesse avant le 4me mois; ce n'est que dans quelques circonstances exceptionnelles qu'on peut arriver plus tôt à un diagnostic positif.

Ainsi, toutes les fois qu'une femme meurt après avoir présenté des symptômes caractéristiques de la grossesse, on doit en faire l'ouverture dans le plus bref délai possible pour donner le baptême à l'enfant, ou tout au moins, on doit mettre la famille en demeure de faire pratiquer l'opération. Dans ce cas, si la mort de la femme a eu lieu par une cause indépendante de la grossesse, l'expérience prouve qu'on a du moins autant de chance d'obtenir l'enfant vivant que lorsque l'opération est faite au terme de neuf mois. Mon père, qui a fait plusieurs fois l'opération césarienne avec succès, a obtenu un enfant vivant à cinq mois. Cet enfant ne mourut que plusieurs heures après avoir été baptisé. En dehors de ces conditions, c'est-à-dire, faire l'opération d'après de simples soupçons de grossesse, ce serait s'exposer à d'amères déceptions, compromettre la science et dépasser les devoirs imposés par la religion. En pareille matière, on ne doit rien faire au hasard, et c'est à tort qu'on a voulu assimiler la conduite du médecin, au point de vue de l'administration du baptême, dans les cas d'avortement et dans les cas de grossesse commençante. Dans le cas d'avortement, il n'y a pas d'hésitation possible; on a un embryon ou un fœtus sous les yeux; c'est au médecin ou aux gens de l'art à reconnaître s'il est vivant ou s'il ne l'est pas; or, dans l'affirmative, ou même dans le doute, la conduite à suivre est toute tracée : *baptizetur*.

Il faut bien avouer que, dans le cas d'avortement, le précepte est trop souvent oublié. Disons pourtant, afin d'atténuer ce reproche, que le médecin est rarement présent au moment de l'expulsion du fœtus, et que, d'un autre côté, dans le plus grand nombre des cas, la mort du fœtus précède son expulsion. Lorsque la grossesse est peu avancée, on peut, dans certains cas où l'opération césarienne ne peut être pratiquée, tenter de baptiser le fœtus en introduisant dans le col utérin un syphon avec lequel on ouvre les membres et qui permet de porter l'eau dans la cavité de l'œuf.

C'est au médecin et à la famille à choisir entre ce moyen et l'opération césarienne : il est difficile de tracer à ce sujet une règle absolue.

Presque tous les auteurs qui, en France, ont étudié le sujet qui nous occupe, ont été frappés du silence de la loi et même de l'absence des mesures de simple police, destinées à sauvegarder les intérêts de l'enfant, lorsque sa mère succombe avant de lui donner le jour.

Cette lacune a paru d'autant plus regrettable qu'on lui a attribué, en partie, l'oubli dans lequel est tombée l'opération césarienne et la négligence qu'on met souvent à la pratiquer, lorsqu'elle pourrait être faite utilement.

Avant la révolution française, il n'était pas rare que des médecins fussent requis par l'autorité pour pratiquer cette opération; mais c'était en vertu de règlements particuliers à certaines villes et dont il ne reste plus de traces aujourd'hui.

Cependant, Mahon semble croire, mais c'est à tort, qu'il existait autrefois en France une loi qui rendait l'opération césarienne obligatoire, et il exprime le vœu que cette loi soit remise en vigueur: « Par quel malheur, dit-il, une loi si sage est-elle tombée en désuétude et en oubli? Cependant, il faut avouer qu'on s'en souviendrait encore moins sans le zèle du clergé catholique. »

M. Trébuchet (*Jurisprudence médicale*), après avoir rapporté les lois et les règlements qui ont existé sur cette matière en différents pays et dont nous avons parlé au commencement de ce travail, s'exprime ainsi :

« Il serait convenable que l'Administration prît des mesures de prévoyance à ce sujet et instituât quelques règlements plus ou moins analogues à ceux qu'on vient de citer. Il est certain que, s'il ne s'agissait que des femmes qui meurent pendant le travail de l'accouchement, l'autorité pourrait se reposer sur les lumières des accoucheurs qui assistent ces femmes; dans ces cas, le désir de sauver l'enfant est présent à l'esprit de l'homme de l'art comme à celui des assistants, et, presque toujours, l'opération césarienne est pratiquée.

» Mais, indépendamment de ce que, dans ce dernier cas, les préceptes de l'art sont quelquefois oubliés, des femmes enceintes peuvent être frappées de mort par accident à un terme plus ou moins rapproché de leur grossesse, et comme alors il n'y a près d'elle aucune personne versée dans l'art des accouchements, le salut de l'enfant est perdu de vue, et cet être est entraîné dans la tombe avec sa mère.

» Bien que nous reconnaissions que les cas où

un chirurgien institué d'office par l'autorité pour pratiquer l'opération césarienne sur des femmes enceintes mortes, se présente rarement, bien que nous reconnaissions aussi que, le plus souvent, ces opérations seront pratiquées sans succès, cependant, comme cette précaution serait déjà un bien, dût-elle n'assurer la vie qu'à un seul enfant; comme enfin, nous regardons la mesure de prévoyance que prendrait en ceci l'Administration, comme des plus propres à stimuler le zèle des médecins, chirurgiens, accoucheurs et sages-femmes, nous pensons, et nous partageons ici les opinions émises à ce sujet par le docteur Baudelocque, qui s'est beaucoup occupé de cette question, qu'il serait utile de désigner dans chaque mairie un chirurgien accoucheur qui, de concert avec le médecin chargé de constater les décès, serait tenu de se transporter aussitôt près de toute femme enceinte décédée, et d'appliquer les secours de l'art pour conserver, s'il se peut, l'enfant à la vie. »

La mesure proposée par M. Trébuchet nous paraît d'une application difficile; pourquoi le médecin chargé de constater les décès ne ferait-il pas l'opération ? D'un autre côté, la nomination d'un médecin accoucheur n'exposerait-elle pas à des lenteurs, lorsqu'il s'agit d'une opération qui doit être faite dans le plus court délai possible et que tout médecin comme toute sage-femme peut parfaitement pratiquer ? D'ailleurs, on oublie trop que, lorsqu'il s'agit de poser des règles générales, il ne faut pas avoir en vue seulement les grandes villes, et que c'est le plus fréquemment dans les campagnes que la question de l'opération césarienne se présente avec toutes ses difficultés.

M. Hatin, dans le travail qu'il a présenté à l'Académie, soulève aussi la question légale et fait remarquer que la loi, loin de favoriser l'opération césarienne, semble au contraire y mettre obstacle, puisqu'on ne peut faire les autopsies que 24 heures au moins après le décès, de sorte que le médecin, en face d'un cas où l'hystérotomie *post mortem* est applicable, se trouve placé entre sa conscience et la loi.

« Dans cet état de choses, ajoute M. Hatin, il m'a semblé qu'il serait bon que l'Académie vînt avec l'autorité qui s'attache à ses décisions, tracer nettement la conduite que le praticien doit suivre en cette occurrence. »

Il n'y a peut-être pas d'exemple d'empêchement mis à l'opération césarienne au nom de la loi, attendu qu'il y a une différence radicale entre cette opération et l'autopsie, et qu'une opération qui se fait quelquefois sur la femme vivante peut *à fortiori* se faire sur une femme qui vient de mourir. D'ailleurs, l'enfant, avant sa naissance, est protégé par la loi, et ce n'est pas au moment où il va naître que la loi lui retire sa protection.

La commission de l'Académie de Médecine, chargée de rendre compte du mémoire de M. Hatin, a formulé les conclusions suivantes :

« 1° La législation actuelle suffit à sauvegarder les droits professionnels du médecin et ses devoirs envers la femme enceinte qui vient de décéder.

2° Le médecin qui a l'espoir d'extraire du corps de la femme enceinte décédée, un enfant dans des conditions d'aptitude à la vie extra-utérine, peut et doit même, médicalement parlant, pratiquer l'opération césarienne, en observant les principes de la science et les règles de la chirurgie.

Cependant, il ne peut pratiquer cette opération, qu'après avoir acquis la certitude du décès et s'être entouré des lumières d'un ou de plusieurs confrères, à moins d'impossibilité absolue de réaliser cette dernière condition.

3° Le médecin, dans l'exercice de sa profession libérale, ne relève que de la loi et de sa conscience éclairée par les préceptes de l'art. »

On s'étonnera à bon droit des précautions dont

la commission veut que le médecin s'entoure avant de pratiquer l'opération. *Il faut qu'il ait acquis la certitude du décès*, cela est incontestable, mais est-il nécessaire de rechercher successivement les différents signes de la mort indiqués par les auteurs ? En général, la mort est facile à reconnaître, et dans le cas qui nous occupe, je suis tout-à-fait de l'avis de M. Gallard (*Union Médicale*), et je crois que le médecin ne doit pas perdre un temps précieux, car le salut de l'enfant dépend de la promptitude qu'on met à agir. Mais je suis loin de partager l'opinion de l'honorable confrère que je viens de nommer, lorsqu'il semble admettre que, pour sauver l'enfant, *on peut faire l'opération sur une femme à l'agonie*. L'appui que M. Bonnet de Poitiers donne à cette opinion ne change point nos convictions. Ce n'est pas la première fois qu'une semblable idée est émise, et il y a longtemps qu'elle est condamnée par tous les auteurs médecins ou théologiens qui ont écrit sur l'opération césarienne. D'une part, on a vu des femmes qu'on croyait agonisantes et qui sont revenues à la vie et à la santé; d'autre part, lors même que l'agonie est réelle, que la femme n'a plus conscience de ce qui se passe, qu'on a lieu de supposer que, chez elle, la sensibilité est complètement abolie, elle est encore vivante, et dès lors il n'est pas permis de lui faire subir une opération qui hâterait inévitablement la mort et en serait la cause directe et évidente.

S'il importe, pour sauver l'enfant, d'agir sans retard, si la conservation de la vie pendant plusieurs heures après la mort de la mère est un fait exceptionnel, quoique certain, que faut-il penser de l'avis de la Commission de l'Académie, qui veut que le médecin *s'entoure des lumières d'un ou de plusieurs confrères, à moins d'impossibilité absolue de réaliser cette condition ?*

Pourquoi tant de précautions ? Est-ce pour constater le décès ? Mais c'est, en général, chose trop évidente. Est-ce pour pratiquer l'opération ? Mais elle est si facile à faire qu'il n'est pas nécessaire pour cela d'être bien habile, à plus forte raison peut-on se passer aisément du concours de plusieurs médecins. En outre, s'il est souvent impossible dans les grandes villes de réunir, tout-à-coup, à un moment donné, plusieurs médecins auprès d'une malade, comment peut-on croire que la chose soit possible à la campagne où les médecins sont souvent si éloignés les uns des autres, et où il est souvent impossible d'en obtenir un dans un temps convenable ? Comme il y a nécessité urgente à ne pas perdre une minute, on peut dire *qu'il y a toujours impossibilité de réaliser cette condition.*

« Le médecin ne relève que de la loi et de sa conscience éclairée par les préceptes de l'art. »

Où sont formulés les préceptes *immuables* de l'art ? L'Académie dira-t-elle où la conscience du médecin trouvera cette lumière qui lui fera éviter l'erreur ? La question n'est donc pas résolue ; il existe, en effet, des différences nombreuses entre les opinions émises dernièrement sur l'opération césarienne ; j'en conclus qu'il faut l'étudier encore.

Outre les difficultés que fait naître l'opération césarienne et dont je me suis occupé jusqu'ici, il en est d'autres qui se révèlent dans la pratique et exposent le médecin aux plus grandes perplexités. Il me semble même que ce sujet d'étude prend, à mesure qu'on cherche à l'approfondir, des proportions de plus en plus étendues, et je sens mon impuissance à le traiter dans son ensemble. J'essaierai seulement en terminant ce travail, de toucher à quelques points sur lesquels mon attention a été plus particulièrement attirée, soit par des faits de ma propre pratique, soit par des faits qui m'ont été communiqués, soit enfin par des conseils qui m'ont été demandés par des confrères aux prises avec des difficultés qu'ils n'avaient pas prévues.

Les conséquences de l'opération césarienne pratiquée ou omise sont immenses. Par elle, l'ordre des successions peut-être changé (1), la quotité disponible modifiée, des dispositions testamentaires peuvent être annulées, etc., par conséquent des intérêts puissants peuvent s'élever contre les droits de cet enfant qui, au moment où il pourrait voir le jour, n'est pas suffisamment protégé par la loi. Il a été écrit en effet : *inimici hominis domestici ejus.*

En principe cependant, chez nous comme chez les Romains, le moment de la conception a toujours été assimilé à la naissance : *qui in utero sunt in toto penè jure civili intelliguntur, in rerum naturâ esse.* L'intérêt que les Jurisconsultes romains portaient à l'enfant avant sa naissance, se trouve révélé par les prescriptions bizarres *du tit. de inspiciendo ventre custodiendoque partu* (*lib.* 24, *t.* 14. *Dig.*)

L'enfant, avant sa naissance, est donc en possession déjà, du moins virtuellement, de certains droits civils; mais pour que ces droits aient leur application et leurs conséquences réelles, il faut que l'enfant soit né et qu'il soit venu au monde viable. Cette question de viabilité est extrêmement importante, car, suivant la manière dont elle est interprétée, elle peut favoriser les intérêts des uns et nuire aux intérêts des autres; de là, des contestations et des procès.

Voici ce qu'a écrit à ce sujet un Jurisconsulte dont l'opinion a une grande valeur : « Les droits de l'enfant, dit M. Troplong, sont exactement les mêmes, qu'il soit né par l'effort naturel de sa mère, ou qu'il ait été arraché de son sein par l'opération césarienne, et c'est sans raison que, dans ce dernier cas, Zacchias voulait que l'enfant ait vécu au moins vingt-quatre heures pour qu'on

(1) Voir plus haut l'observation communiquée par M. Bataille.

le regardât comme viable; *il est suffisant que l'enfant ait vécu et manifesté des signes d'existence par des mouvements physiques et naturels.* »

Si la loi religieuse, nous n'avons pas besoin de le démontrer de nouveau, impose au médecin le devoir impérieux de ne pas négliger l'opération césarienne dès les premiers temps où l'existence de la grossesse s'est manifestée clairement, au point de vue purement civil, le médecin ne doit pas se croire obligé de ne faire cette opération qu'à l'époque de la viabilité légale, c'est-à-dire, à partir du 181me jour de la grossesse; il doit la faire également lorsque la femme succombe quelques semaines avant ce moment. Il ne faut pas oublier qu'il existe presque toujours des incertitudes sur le moment précis de la conception; et d'ailleurs on a vu des enfants naître avant le 7me mois et fournir une longue carrière, témoin Fortunio Liceti, qui naquit le 3 octobre 1577, pendant le 6me mois de sa vie intra utérine et qui mourut à l'âge de 79 ans. Si l'enfant meurt après avoir vécu quelques instants, et qu'il n'ait pas atteint d'une manière certaine l'époque de la viabilité légale, le médecin devra, en cas de contestations, exposer, dans un procès-verbal très détaillé, les signes qui révèlent l'âge de l'enfant: poids, longueur, conformation, insertion du cordon ombilical, etc., etc.

Cette question de viabilité a occupé de tout temps les Jurisconsultes. Le Prêtre rapporte un arrêt du 11 décembre 1594, qu'un père ne peut prétendre que son fils né à quatre mois et demi, *exsecto matris utero,* avait survécu à sa mère, parce qu'il ne pouvait vivre à cet âge, bien qu'il eût donné quelques signes de mouvement. (*Répert. universel et raisonné de jurisprud., tome* 41, *tit. naissance, page* 87.)

Le médecin, quelles que soient ses bonnes intentions, n'est pas toujours libre d'agir comme il le voudrait; nous avons dit plus haut que des volontés puissantes peuvent mettre obstacle à l'accomplissement de son devoir.

Cet obstacle vient ordinairement de la famille, mais il peut venir de la femme elle-même, si, avant de mourir, elle a défendu qu'on touchât à son cadavre.

Ceci n'est point une supposition, un sujet de dissertation inventé à plaisir, j'en veux pour preuve un événement qui se passa, il y a une quinzaine d'années, à Saint-Gervais (Vendée) et dont mon père, qui avait été appelé comme médecin consultant, m'a entretenu plusieurs fois. Pour avoir des renseignements plus complets, je me suis adressé à mon honorable confrère, M. Brossaud, médecin ordinaire de la femme qui fait le sujet de l'observation suivante.

Je transcris la lettre du docteur Brossaud :

« Je m'empresse, mon cher ami, de vous transmettre les renseignements que vous me demandez. La femme Renaudin était arrivée au terme de sa grossesse sans avoir été malade, sauf les petites misères qui accompagnent ordinairement cet état.

Lorsque je fus appelé par la sage-femme qui était près d'elle, l'enfant présentait une main à l'orifice de l'utérus et il était vivant à n'en pouvoir douter; la poche des eaux était ouverte depuis une heure, mais le cordon n'était pas sorti.

Cette femme était primipare. Lorsque je lui fis connaître ainsi qu'à ceux qui l'entouraient qu'elle ne pourrait pas accoucher à moins qu'on ne fît la version de l'enfant, elle me déclara qu'elle n'y consentirait pas; j'engageai son mari à faire ses efforts pour changer cette résolution, en lui faisant comprendre qu'elle s'exposait à une mort presque certaine. C'est alors qu'on me demanda si je pouvais affirmer que je la sauverais; j'ai dû répondre que j'en avais le plus grand espoir, mais non la certitude absolue. Je fis demander immédiatement votre père en consultation, et en même temps on se décida à envoyer chercher notre confrère, M. Zens, qui habitait moins loin.

Lorsque M. Letenneur fut arrivé, il démontra à la famille qu'il n'était pas possible de laisser cette femme dans l'état où elle était, et, à force de supplications, il obtint qu'elle lui laisserait introduire la main dans l'utérus. M. Letenneur introduisit la main droite, et après s'être rendu compte de la position de l'enfant, il comprit que la version serait plus facile avec la main gauche; mais quand il se dispôsa à introduire la main gauche, la malade déclara qu'elle s'y opposait formellement et qu'elle aimait mieux mourir.

Nous restâmes près d'elle plus d'une heure sans pouvoir rien obtenir; les prières, les menaces, rien ne put la faire changer d'avis. Cependant, ses forces s'épuisaient et une catastrophe était imminente.

Nous prîmes les parents en particulier et les engageâmes à user de toute leur influence pour qu'elle nous laissât terminer l'accouchement, leur annonçant que nous attendrions chez moi et que nous nous tiendrions prêts à agir, si on venait nous demander.

Mais cette malheureuse resta inébranlable : M. Letenneur et M. Zens me quittèrent alors. Deux heures après leur départ, je retournai, mais sans plus de succès, faire de nouvelles tentatives près de la femme Renaudin, en lui déclarant même qu'elle ne tarderait pas à succomber.

Je me retirai enfin en engageant sa sœur et son mari à me prévenir aussitôt qu'elle serait morte, parce que, en lui ouvrant le ventre, on pourrait peut-être sauver l'enfant.

Elle mourut le lendemain matin. Je n'en fus informé que d'une manière indirecte deux heures après. Je sus alors qu'on lui avait donné connaissance de l'opération que je me proposais de faire après sa mort, et qu'elle avait formellement défendu à son mari et aux siens qu'on m'envoyât prévenir.

J'ignore complètement si M. le Curé a connu toutes ces particularités et s'il a été à même de donner des conseils. Peut-être ne connut-il lui-même la mort que fort tard.

Recevez, etc.,

E. Brossaud, D.-M.-P.

Il est impossible de ne pas plaindre la femme dont on raconte la mort dans la lettre qui précède; mais il est difficile aussi de ne pas regretter, je dirai plus, de ne pas blâmer un entêtement aussi déraisonnable. Heureusement, de pareils exemples sont rares. Combien on se sent pénétré de sentiments tout contraires au récit du fait suivant, qui se passa pendant les plus mauvais jours de la guerre de la Vendée :

Madame de G...., arrivée au terme de sa grossesse, fut obligée de se cacher et vint demander l'hospitalité à un paysan du nom de Grué, dont une fille vit encore à Challans. Cette dame tomba dangereusement malade, et comprit bientôt la gravité de sa situation. Désirant, non seulement tenter de sauver son enfant, mais surtout lui faire administrer le baptême, elle enseigna elle-même au paysan qui lui donnait asile, ce qu'il aurait à faire aussitôt qu'elle serait morte. Conformément à ces instructions, Grué pratiqua l'opération césarienne avec un rasoir lorsqu'elle eut rendu le dernier soupir.

Revenons à la femme Renaudin : avait-elle le droit de condamner son enfant à la mort? Les parents devaient-ils se conformer à la volonté exprimée par elle? Le médecin pouvait-il agir autrement qu'il ne l'a fait?

Dans notre droit moderne (1) il n'existe sur ce point aucun acte législatif, ni même aucune opinion de Jurisconsulte. Les auteurs spéciaux, les arrêtistes, les auteurs des plus volumineux répertoires gardent un silence absolu.

En nous laissant guider par les principes généraux, nous déclarons que la volonté exprimée par la femme de ne pas subir l'opération césarienne après sa mort doit-être réputée sans valeur. La volonté du mourant doit-être respectée dans toute son étendue lorsqu'elle est conforme à l'ordre public; elle doit-être considérée comme non avenue lorsqu'elle a pour but d'échapper à quelque loi civile ou morale, et lorsqu'elle est injustement et gravement préjudiciable à un tiers.

Sur quels motifs pourrait-on s'appuyer pour valider l'expression d'une volonté qui aurait pour but d'enlever le droit de vivre à un enfant désormais distinct de la personnalité de sa mère ? Ce n'est que pendant la vie qu'on peut dire avec la loi romaine: *partus enim, antequam edatur, mulieris portio est vel viscerum, (de inspic. ventre custodiendo que partu. L. I, § I, Dig.)*

Supposons que, conformément à l'article 393 du Code civil, l'enfant à naître ait été pourvu d'un *curateur au ventre*. Est-il besoin de rappeler le rôle légal de ce curateur ? Le mot lui-même ne l'explique-t-il pas suffisamment ? Veiller à la naissance de l'enfant, prendre toutes les mesures qui peuvent la favoriser, surveiller l'accouchement de la femme, en vertu de l'intérêt privé comme de l'intérêt public, telle est sa mission.

Un des derniers et des plus remarquables auteurs qui aient écrit sur cette matière, M. Demolombe

(1) Je n'aurais pas osé toucher aux questions de droit que soulève l'opération césarienne, sans les conseils et les renseignements que m'ont obligeamment donnés deux de mes amis, dans les lumières desquels j'ai toute confiance, MM. Blanchard-Merveau, avocat, et Jh. Martineau, docteur en droit.

(*Cours de droit civil*, tome VII, page 58 et suiv.) s'explique de la manière la plus formelle. Il décide (n° 59) que le curateur au ventre a le droit d'assister à l'accouchement, et il s'exprime ainsi : « J'ajoute que le Code civil, par son silence, s'en est remis à la sagesse des magistrats, pour ordonner, en cas de contestations entre le curateur au ventre et la femme, toutes les autres mesures qui leur paraîtraient convenables et nécessaires, eu égard aux circonstances et au caractère de la situation.

N'est-ce pas déclarer en termes formels, que la volonté de la femme doit céder en présence de l'intérêt de l'enfant.

Et s'il n'existe pas de curateur au ventre nommé légalement pour défendre les droits de l'enfant, cette mission ne doit-elle pas, à plus forte raison, être accomplie par le père, s'il est présent ? N'est-il pas coupable lorsqu'il reste dans une funeste inaction en cédant aux entraînements irréfléchis d'une sensibilité mal entendue ?

Le père n'a donc pas le droit de condescendre à la volonté de sa femme mourante, s'il doit en résulter la mort de son enfant : à plus forte raison, si la femme, avant de mourir, n'a exprimé aucune volonté, son mari ainsi que les autres membres de la famille n'ont pas le droit de s'opposer à ce que le médecin pratique l'opération ; bien plus, c'est un devoir pour eux de la favoriser et même de la provoquer.

Cependant, des exemples nombreux ont été cités, dans lesquels le médecin a rencontré l'opposition la plus vive. Mauricèau rapporte un fait de cette nature : *Id quod severe puniendum esset ;* dit à ce sujet Heister. On lit aussi dans ce dernier auteur, qu'un frère voulant empêcher qu'on ouvrit sa sœur morte en couches, menaça le médecin et voulut même le tuer d'un coup de pistolet; de sorte que l'enfant fut entraîné dans la tombe avec sa mère.

N'est-ce pas le cas de rappeler les paroles prononcées par M. Hubert, dans la remarquable discussion qui eut lieu au sein de l'Académie de Médecine de Belgique sur l'avortement provoqué: « On semble admettre, dit-il, que les parents ont un droit absolu de propriété sur leur progéniture. Mais c'est là une erreur, car s'il existe une autorité paternelle, elle est toute de tutelle, de protection et de conservation, et non de destruction; elle est toute dans l'intérêt des enfants. Bref, la paternité est une charge, elle impose des devoirs, mais elle ne donne jamais le droit de vie ou de mort. »

C'est au cas qui nous occupe qu'on peut surtout appliquer sans conteste le mot si connu : *quem non servasti, dum potuisti, illum occidisto.*

Cependant, la loi garde le silence sur ce meurtre par omission, et le père ou les parents qui ont négligé de faire pratiquer l'opération césarienne, et, bien plus, qui se sont opposés par la violence à ce qu'elle fût pratiquée, ne sont passibles d'aucune peine.

C'est à tort qu'on chercherait à appliquer ici les articles du Code pénal relatifs à l'homicide, même l'article 319, qui se rapporte à l'homicide involontaire. Le corps du délit est absent; car lors même que l'opération serait faite tardivement par les soins d'un médecin requis par l'autorité et que l'enfant fut retiré privé de vie, on ne pourrait démontrer que cet enfant était vivant au moment où on s'est opposé à l'opération.

En face de cette opposition, l'enfant est-il complètement privé de protection ?

Dans un cas semblable, si la lettre de la loi est muette, l'esprit de la loi appelle, ce nous semble, l'intervention de l'autorité pour protéger l'enfant. Mais quelle sera l'autorité compétente pour prescrire les mesures nécessaires ?

L'article 77 du Code Napoléon contient implicitement la réponse à cette question. C'est l'officier de l'état civil qui donne ou refuse l'autorisation d'inhumer. Or, s'il connaît l'état de grossesse de la femme dont on vient déclarer le décès, il peut et même il doit refuser le permis d'inhumation, et requérir un médecin pour pratiquer au plus tôt l'opération césarienne, nonobstant le refus de la famille (1). Lorsque la grossesse de la femme morte est connue de tous, que c'est un fait de notoriété publique, l'officier de l'état civil peut spontanément et de sa propre initiative prendre les mesures nécessaires. Mais dans le plus grand nombre des cas, dans les grandes villes surtout, le médecin qui a assisté la femme dans ses derniers moments, peut seul donner à l'autorité les renseignements nécessaires, et bien qu'il ne soit pas forcément et légalement désigné pour provoquer les mesures de l'autorité administrative, il semble, au premier abord, qu'il y ait pour lui un devoir moral à le faire. Cependant, pour obéir à ce devoir moral, le médecin ne manquerait-il point à ses devoirs professionnels ?

Appelé à donner ses soins à une malade, le médecin a un rôle déterminé. S'il s'agit d'une femme enceinte et que cette femme meurt malgré les secours dont elle est entourée, le rôle du médecin peut, à la rigueur, être considéré comme terminé, si la famille l'entend ainsi. Cependant, il est positif que c'est pour lui une obligation rigoureuse de faire connaître à la famille ce qu'on peut tenter dans l'intérêt de l'enfant d'employer, dans ce but, tous les moyens de persuasion, de chercher à vaincre les répugnances ou la mauvaise volonté qui pourraient exister, et s'il

(1) Dans la plupart des villes de France, il n'existe pas encore de médecins chargés de *constater* les décès. Le permis d'inhumer est délivré d'après l'attestation du médecin ordinaire des familles qui ne se transporte presque jamais au domicile de la personne décédée. Pour donner cette attestation, il se contente donc des déclarations plus ou moins véridiques et quelquefois prématurées des parents ou voisins qui viennent le requérir. Il y a, dans cette manière d'agir, des inconvénients faciles à comprendre et qui réclament une prompte réforme, partout où cette réforme pourra être introduite, c'est-à-dire dans les villes.

éprouve un refus, il n'a plus qu'à se retirer dans le silence. Je ne comprends qu'une seule circonstance dans laquelle le médecin ait pour devoir d'informer l'autorité, c'est lorsqu'une femme meurt au milieu d'étrangers qui, n'ayant aucun droit sur le cadavre de la femme, voudraient cependant s'opposer à l'opération césarienne (1). Hors ce cas tout exceptionnel, le médecin, disons-nous, est enchaîné par le secret médical. Car si la famille, suffisamment éclairée par le médecin, mais guidée par des motifs avoués ou cachés, refuse de laisser pratiquer l'opération, ce refus rentre dans la catégorie des *faits confiés au médecin dans l'exercice de ses fonctions* (art. 103 et suivants du Code pénal de 1810 et loi du 28 avril 1832). Or, un fait *arrivé à la connaissance du médecin*, pendant l'exercice de son ministère, doit-être assimilé aux faits *confiés* au médecin, si la divulgation de ce fait est contraire au désir ou à l'intérêt de la famille. C'est ainsi que la commission du Congrès médical de 1846, chargée d'examiner la question du secret, a interprété l'article de la loi de 1832.

Par des motifs analogues, nous croyons que les prêtres, quelque grands et légitimes que puissent être leurs regrets de laisser mourir un enfant sans baptême, ne peuvent donner le conseil aux personnes qui ensevelissent ou qui gardent le cadavre de faire l'opération en secret.

Nous sommes loin, on le voit, de partager la manière de voir de M. Gallard (*loco citato*) qui, guidé par la seule pensée de sauver l'enfant, affirme que non seulement le médecin doit pratiquer l'opération césarienne sans prendre l'avis de la famille, mais qu'il doit même agir contrairement à cet avis, si sa conscience le lui commande.

(1) Lorsque la famille n'est représentée que par des collatéraux, il peut se rencontrer des circonstances où le médecin peut, en sûreté de conscience, agir comme si le corps de la femme était entouré d'étrangers.

En présence de l'intérêt de l'enfant, quelque sacré que soit cet intérêt, les droits du médecin ne peuvent pas être illimités, surtout quand ils se trouvent en opposition directe avec les droits de la famille; il y a une limite devant laquelle nous devons savoir nous résigner et nous arrêter, et cette limite, je crois l'avoir indiquée suffisamment.

Pour faire comprendre et légitimer le silence du médecin, prenons des exemples, en dehors des faits ordinaires et réguliers :

La femme qui meurt enceinte a été adultère, son mari est absent depuis plus de 10 mois. Faire connaître la grossesse, c'est imprimer un stigmate déshonorant sur la mémoire de cette femme et sur sa famille. Ce n'est point au médecin à révéler un crime contre la foi conjugale, surtout lorsque ce crime est arrivé à sa connaissance par cela seul qu'il est médecin. Cependant, dans ce cas comme toujours, le médecin doit faire tout ce qui est en son pouvoir, dans l'intérêt de l'enfant, et laisser à la famille la décision suprême et la responsabilité toute entière.

Ce que je dis pour la femme adultère, je puis le dire avec plus de raison encore pour les filles grosses qui succombent dans leur famille. En dehors de la famille au contraire, et surtout lorsqu'il s'agit de filles livrées à la débauche, le médecin doit agir en toute liberté dans l'intérêt de l'enfant.

Ces exemples, ainsi que les réflexions qui précèdent, démontrent clairement, ce me semble, quelle est la limite où s'arrête la responsabilité du médecin et où commence celle de la famille.

Que doit-il résulter, après cela, des vœux exprimés par Baudelocque, Mahon, M. Trébuchet, etc., sur l'utilité d'établir des mesures administratives pour faciliter la pratique de l'opération césarienne.

J'ai déjà répondu dans le cours de ce travail à quelques-unes des idées émises à ce sujet ; il en est d'autres que je ne crois pas tout-à-fait inutile de mentionner.

On a proposé de confier cette opération aux médecins chargés de constater les décès : si ces médecins ont été spécialement requis par l'autorité, dans tel ou tel cas donné où la grossesse est connue, rien de mieux : la volonté de la famille doit céder devant un réquisitoire. Mais en chargeant ces médecins d'une manière générale de pratiquer l'opération, c'est leur reconnaître implicitement le droit de rechercher, en constatant les décès, s'il y a ou s'il n'y a pas de grossesse, ce serait ressusciter les prescriptions de la loi : *de inspiciendo ventre custodiendoque partu*. De pareilles investigations contraires à la pudeur et au respect qu'on doit aux morts seraient énergiquement réprouvées par le bon sens public.

Ce que nous avons dit plus haut du secret médical suffit pour démontrer que le médecin, en écrivant la déclaration de décès d'une femme morte enceinte, ne peut faire mention de cette circonstance s'il n'y est pas autorisé par la famille.

Si le médecin qui déclare le décès, si le médecin qui est appelé à le constater, ne peuvent ni l'un ni l'autre éclairer l'autorité sur l'existence de la grossesse des femmes qui succombent dans cet état, l'officier de l'état civil qui reçoit la déclaration peut-il faire des questions dans ce sens ? Sans doute, ces questions adressées dans la même forme, et dans tous les cas, sans exception, ne seraient pas plus offensantes que celles adressées aux témoins par le Président d'une Cour d'assises, mais est-il nécessaire d'ajouter que cette mesure serait illusoire et sans aucune utilité.

Ainsi, tout en regrettant le silence de nos Codes au sujet de l'opération césarienne, tout en regrettant que le texte de la loi ne consacre pas d'une manière formelle les droits de l'enfant, lorsque sa mère meurt avant de lui donner le jour, il faut reconnaître que toutes les mesures administratives qui ont été proposées pour sauvegarder, dans ce cas, les intérêts de l'enfant, doivent être rejetées, puisqu'elles aboutissent à des impossibilités.

Ce n'est donc pas là qu'il faut chercher le remède au mal. Pour rendre l'opération césarienne moins rare, pour éviter qu'elle soit négligée dans les cas où elle est indiquée, il faut que ceux à qui incombe la charge de la faire ou de la conseiller soient bien pénétrés de l'étendue de leurs devoirs et qu'ils comprennent les droits réels et incontestables de l'enfant dont ils doivent toujours être les défenseurs; il faut que les médecins ne se laissent pas arrêter par l'émotion bien vive et bien naturelle qu'on éprouve toujours, lorsqu'on porte l'instrument sur le corps d'une femme à l'agonie de laquelle on vient d'assister; il faut que les médecins n'acceptent pas aveuglément des erreurs trop accréditées dans la science, sur la durée de la vie du fœtus après la mort de la mère, puisque, en se conformant à ces idées erronées ou trop absolues, on compromet les intérêts de l'enfant sans compensation aucune, tandis qu'en agissant autrement, ainsi que je l'ai dit plus haut, on a tout à gagner et rien à perdre; il faut enfin faire disparaître cette sorte d'antagonisme et de défiance qu'on cherche trop souvent à établir entre la science et la religion, en se rappelant que les dissidences qui ont existé quelquefois entre les théologiens et les médecins tiennent à ce que les uns ont souvent dépassé le but, et que les autres, il faut bien l'avouer, sont restés souvent en deçà. Ces dissidences d'ailleurs se sont rencontrées bien plus dans la théorie que dans la pratique.

Laissons donc de côté les exagérations de quelques hommes et rappelons-nous que, si le but de la science est la recherche de la vérité, la science grandira toujours et se fortifiera en se rapprochant de la religion où la vérité a sa source la plus pure.

Rappelons-nous enfin que si le prêtre et le médecin se rencontrent chaque jour au lit du malade et unissent leurs efforts pour lui être utiles, c'est toujours un devoir et un honneur pour l'homme de science d'aider et de favoriser la mission de l'homme de Dieu.

CONCLUSIONS.

Les auteurs qui ont écrit sur l'opération césarienne ont presque tous obéi à certaines idées trop exclusives, et, comme je l'ai dit dans le cours de ce travail, sont arrivés à des conclusions difficiles à accepter. Les uns, dominés par la seule pensée religieuse ou bien par le désir ardent de sauver l'enfant malgré tous les obstacles, ne tiennent aucun compte de l'autorité et de la volonté des familles et prétendent imposer au médecin des devoirs qui dépassent ses droits; d'autres, voulant que le médecin se tienne toujours en dehors des questions religieuses, ne comprennent pas qu'il intervienne dans le seul but d'administrer le baptême lorsque telle est cependant l'intention formelle des familles. La plupart de ces auteurs n'ont pas tenu un compte suffisant des limites légales et morales dans lesquelles s'exerce notre profession, et seraient portés à donner aux médecins des pouvoirs excessifs, ou bien, au contraire, à réduire leur sphère d'action aux proportions les plus infimes. Enfin, ils semblent presque tous n'avoir tracé de règles de conduite que pour les médecins des grandes villes, oubliant que la grande majorité des médecins exercent à la campagne et que c'est eux surtout, à cause de l'isolement dans lequel ils vivent, qui ont besoin de connaître d'une manière positive leurs droits et leurs devoirs.

Dans les propositions qui suivent, j'ai cherché à éviter les écueils que je viens de signaler et à poser des règles conformes aux préceptes de la religion et de la loi, pouvant satisfaire à la fois aux droits de l'enfant et aux droits des familles, et sauvegardant en même temps la dignité et la responsabilité médicales.

1. Lorsqu'une femme meurt pendant le travail de l'accouchement, il faut tenter de sauver l'enfant, soit en terminant l'accouchement par les voies naturelles, soit en pratiquant l'opération césarienne, si les manœuvres de l'accouchement doivent être difficiles et compromettre sérieusement le salut de l'enfant.

2. Toutes les fois qu'une femme meurt étant enceinte, on doit également ouvrir son corps dans le but de sauver l'enfant.

3. Dans l'un et l'autre cas, si on n'a pas toujours l'espoir de sauver définitivement l'enfant, on doit du moins tenter de lui faire recevoir le baptême.

4. L'opération doit être faite quel que soit le temps écoulé depuis la mort de la femme.

5. Dans les premiers temps de la grossesse, l'opération ne doit pas être négligée, pourvu toutefois que le médecin ait la certitude matérielle ou morale de l'existence de la grossesse.

6. Pour augmenter les chances favorables à l'enfant, il est utile d'entretenir la chaleur du corps et particulièrement du ventre de la femme, pendant les derniers instants de son existence ainsi qu'après la mort jusqu'au moment de l'opération.

7. On ne doit jamais faire l'opération sur une femme à l'agonie.

8. L'opération doit être faite dans le plus bref délai après la mort, sans qu'il soit besoin d'une autorisation d'un officier municipal, attendu que les règlements de police relatifs aux autopsies ne s'appliquent point à l'opération césarienne. Et que, d'ailleurs, il s'agit ici d'un cas d'urgence où tout retard serait préjudiciable à l'enfant.

9. Comme l'opération est presque toujours faite au moment même de la mort, c'est-à-dire, lorsque

les signes certains de la mort ne sont pas de la dernière évidence, le médecin doit agir avec les mêmes précautions et en suivant les mêmes règles que s'il s'agissait d'une femme vivante.

10. La volonté d'une femme qui, avant de mourir, défend qu'on pratique l'opération césarienne sur son cadavre, doit être considérée comme nulle et sans valeur.

11. En droit, les familles ne peuvent, pas plus que la femme, s'opposer à l'opération.

12. En fait, ce refus ayant eu lieu plusieurs fois peut se reproduire encore. Le médecin doit alors, après avoir épuisé tous les moyens de persuasion, se retirer sans divulguer ce dont il a été témoin.

13. Le médecin n'a jamais pour mission, excepté lorsqu'une femme meurt au milieu d'étrangers, de provoquer des mesures administratives pour que l'opération soit pratiquée.

14. L'officier de l'état civil, s'il connaît l'état de grossesse d'une femme dont on vient de déclarer le décès, a le droit et le devoir de requérir un médecin pour pratiquer l'opération césarienne, lors même que la famille s'y opposerait.

15. Dans les cas ordinaires, c'est-à-dire, lorsqu'il n'y a pas de médecin requis pour faire l'opération, et que la famille a déclaré s'y opposer formellement, on ne peut ni la pratiquer ni conseiller de la pratiquer en secret.

16. L'opération doit être faite par un médecin, docteur ou officier de santé. Mais il y a, dans certains départements, des villages qui sont éloignés de 12 ou 15 kilomètres de la résidence du médecin le plus voisin, et où il faut un temps considérable pour aller le chercher; il y a, en outre, des circonstances nombreuses où, dans les campagnes, la présence

d'un médecin est matériellement impossible à un moment donné. Dans ces cas, le Prêtre de la Paroisse est, auprès des familles, le conseiller le plus sûr; lui seul est en demeure de donner alors un avis éclairé. Sous son inspiration, quand c'est la volonté formelle de la famille, l'opération peut être pratiquée par une sage-femme. En général, les sages-femmes n'oseraient pas prendre l'initiative et assumer la responsabilité d'un acte aussi important. Dans l'absence d'une sage-femme, le Prêtre peut, à la rigueur, faire pratiquer l'opération par une personne étrangère à l'art. Il est recommandé aux Prêtres de ne pas assister à l'opération. Il faudrait un cas de nécessité absolue et qu'il est difficile de prévoir, pour qu'ils se crussent autorisés à la pratiquer eux-mêmes.

Nantes, Imprimerie de Mme veuve Mellinet.

www.ingramcontent.com/pod-product-compliance
Ingram Content Group UK Ltd.
Pitfield, Milton Keynes, MK11 3LW, UK
UKHW021014220726
13924UKWH00002B/971

9 782019 942762